21世纪高等院校应用人才培养规划教材·药学系列

职业道德与药学伦理学

主　编　王育红　黄金宇
副主编　刘秀峰　龚小红

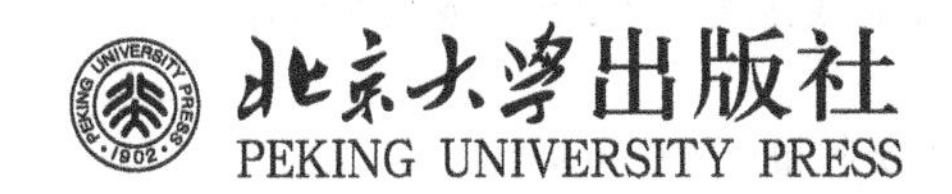

内容简介

为了培养药学类专业大学生优良的职业道德素质，培养和提高其鉴别善恶的理论思维能力，本书以“实用为主，够用为度”为原则，针对当前医药学实践领域中出现的热点和难点问题进行了深层次的研究和探索，使学生能够掌握从事岗位所必需的伦理学知识和职业道德要求。

本书内容主要包括基本概念与发展历程、药学道德的基本原则、基本规范和基本范畴、药品生产领域的道德、药品营销领域的道德、药品科研领域的道德、医院药学领域的道德、药学质量监督管理领域的道德、药学伦理道德评价与修养等。

本书既可作为广播电视大学、开放大学、成人教育、高等专科学校的药学和中药学等相关专业的教材，也可供药学、中药学从业人员、相关部门管理人员及其他研究人员和爱好者参考使用。

图书在版编目(CIP)数据

职业道德与药学伦理学/王育红，黄金宇主编．—北京：北京大学出版社，2013.9
(全国高等院校应用人才培养规划教材·药学系列)
ISBN 978-7-301-23097-8

Ⅰ.①职… Ⅱ.①王… ②黄… Ⅲ.①药物学—医学伦理学—高等学校—教材
Ⅳ.①R9-05

中国版本图书馆 CIP 数据核字(2013)第 198298 号

书　　名：职业道德与药学伦理学
著作责任者：王育红　黄金宇　主编
策 划 编 辑：温丹丹
责 任 编 辑：温丹丹
标 准 书 号：ISBN 978-7-301-23097-8/R·0039
出 版 发 行：北京大学出版社
地　　址：北京市海淀区成府路 205 号　100871
网　　址：http://www.pup.cn　新浪官方微博：@北京大学出版社
电 子 邮 箱：编辑部 zyjy@pup.cn　总编室 zpup@pup.cn
电　　话：邮购部 010-62752015　发行部 010-62750672　编辑部 010-62756923
印 刷 者：天津和萱印刷有限公司
经 销 者：新华书店
787 毫米×1092 毫米　16 开本　10.5 印张　280 千字
2013 年 9 月第 1 版　2023 年 11 月第 12 次印刷
定　　价：33.00 元

前　言

自 2001 年中共中央印发《公民道德建设实施纲要》到中共十八大召开以来，国家特别强调了精神文明建设，强调要以社会公德、职业道德、家庭美德为着力点，提高和强化职业道德建设。目的在于实现全社会精神文明和科学发展，从而促进中国特色社会主义经济建设又好又快地发展，促进和谐社会的构建。

中华民族有着古老的、优良的道德传统，而职业道德在其中熠熠生辉，理应得到大力弘扬。随着医药科学、药品经济的高速发展及医药体制改革的不断深入，在我国新医改回归公益性本质的背景下，药品行业的竞争日益激烈，生产、营销、科研、开发、监管、检验等各领域无不感受强烈。药学实践领域新情况、新问题不断出现，对药学领域的职业道德和伦理观提出了更新的要求。药学各行业也展开了对职业道德和药学伦理学的学习、研究热潮。为了满足广大医药人员和医药专业高等教育的需要，为了培养面向 21 世纪的新型人才，不断推动药学伦理学和职业道德的进一步深入和发展，适应和谐社会建设的新需要，编者在总结和吸收近年来药学伦理研究成果和教学成果的基础上，结合药学伦理和职业道德的新发展，着重对药学领域给予了充分的关注和探索，在药学伦理学前辈和先行者知识和学术思想的指引下，组织高校教师和企业专家编写了本书。

本书由辽宁省广播电视大学王育红、辽宁中医药大学黄金宇任主编，辽宁中医药大学刘秀峰、湖南广播电视大学龚小红任副主编。具体分工为：王育红负责编写第一至三章、第四、八、九章及附录，黄金宇负责编写第五、六章，刘秀峰、龚小红负责编写第七章。全书由王育红、黄金宇统筹定稿。

编者在编写本书的过程中，参考了大量相关文献，在此向作者们表示衷心的感谢。

由于编者水平有限，书中疏漏之处在所难免，敬请批评指正。

编　者

2013 年 9 月

目录

第一章

绪　论

本章教学目标

☆掌握职业道德、药学伦理的含义和基本特征；
☆熟悉药学伦理学的研究对象、任务及学习方法；
☆熟悉药学伦理学与相关学科的关系；
☆了解学习职业道德与药学伦理学的意义。

在我国医药事业快速发展的形势下，加强医药工作者及医药院校学生的职业道德伦理建设，重视医药行业内的职业道德研究越来越重要，也十分迫切。

继党的十五大提出“依法治国”方针之后，党中央多次强调：在建设有中国特色社会主义，发展社会主义市场经济的过程中，要坚持不懈地加强社会主义法制建设，依法治国，同时也要坚持不懈地加强社会主义道德建设，以德治国。对一个国家的治理来说，法治与德治，从来都是相辅相成、相互促进的。二者缺一不可，也不可偏废。把“依法治国”和“以德治国”结合起来，是对建设中国特色社会主义客观规律认识的新的飞跃。

党的十六大指出：认真贯彻公民道德建设实施纲要，弘扬爱国主义精神，以为人民服务为核心、以集体主义为原则、以诚实守信为重点，加强社会公德、职业道德和家庭美德教育，特别要加强青少年的思想道德建设，引导人们在遵守基本行为准则的基础上，追求更高的思想道德目标。

党的十七大指出：大力弘扬爱国主义、集体主义、社会主义思想，以增强诚信意识为重点，加强社会公德、职业道德、家庭美德、个人品德建设，发挥道德模范榜样作用，引导人们自觉履行法定义务、社会责任、家庭责任。

党的十八大指出要全面提高公民道德素质，报告中说：“这是社会主义道德建设的基本任务。要坚持依法治国和以德治国相结合，加强社会公德、职业道德、家庭美德、个人品德教育，弘扬中华传统美德，弘扬时代新风。推进公民道德建设工程，弘扬真善美、贬斥假恶丑，引导人们自觉履行法定义务、社会责任、家庭责任，营造劳动光荣、创造伟大的社会氛围，培育知荣辱、讲正气、作奉献、促和谐的良好风尚。深入开展道德领域突出问题专项教育和治理，加强政务诚信、商务诚信、社会诚信和司法公信建设。”

职业道德与药学伦理学是研究药学职业道德的一门学科，是和药学相伴而生、共同发展的一门学科。学生在学习药学专业知识的同时应重视培养和提高药学伦理道德水平，为将来职业发展奠定坚实的思想基础。

第一节 职业道德与药学伦理的含义、基本特征与学科性质

一、 职业道德含义及其基本特征

（一） 职业道德

职业道德，顾名思义，就是同职业活动紧密联系的，是从业者在职业活动中应遵循的符合自身职业特点的职业行为规范，是人们通过学习与实践养成的优良职业品质，它涉及从业人员与服务对象、职业与职工、职业与职业之间的关系。

职业道德是由各个职业根据各自特点确定的，它是指导和评价人们职业行为善恶的准则。每一个从业者既有共同遵守的职业道德基本规范，又有自身行业特征。职业道德品质是通过知识学习和社会实践，在社会和职业环境的影响下逐渐养成的，它是将从业者向真善美发展的职业道德意识、意志、情感、理想、信念、观念（即精神）和作风固化的结果。这种优良的职业道德品质又通过从业者的职业活动来评价、指导和影响自身或他人的职业行为，达到协调人与人之间、职业与职业之间的关系，使之和谐健康发展。

（二） 职业道德的基本特征

职业道德主要有以下 7 个方面的特征。

一是普遍性。首先，从事职业的人群众多，范围广大，这就决定了职业道德必然带有普遍性。职业道德有其从业者必须共同遵守的基本行为规范。例如，2001 年 10 月，中共中央印发的《公民道德建设实施纲要》明确提出，“爱岗敬业、诚实守信、办事公道、服务群众、奉献社会”，要求所有从业者都要共同遵守。其次，普遍性还表现在每一个职业都明确规定有各自的职业纪律。最后，职业道德的普遍性还表现在全世界的所有从业者，都有共同遵守的职业道德规范。例如，爱岗敬业、诚实守信、忠于职守、团队合作、遵守职业纪律、遵守法律、奉献社会等精神，都具有职业道德特征的普遍性。由此可见，职业道德的普遍性特征是毋庸置疑的。

二是职业性。职业道德必须通过从业者在职业活动中体现出来。除少数有特殊情况的人之外，绝大多数的人都要从事职业活动。有职业活动，就会有职业道德问题。

三是鲜明的行业性。职业道德是与社会职业分工相联系的，各行各业都有自身行业的特点。例如，教师是以为人师表、教书育人为其主要行为规范，工人是以注重产品质量为其主要行为规范，服务人员是以热情周到的服务为其主要行为规范。

四是继承性和相对稳定性。职业道德反映职业关系时往往离不开社会风俗、民族传统，许多职业道德跨越了时空界限作为人类职业精神文明得到了继承，如公平竞争、诚实守信等，这就是它的继承性。从业者通过学习和修养，一经形成良好的职业道德品质，这种“品质”一般就不会轻易改变，它会自觉或不自觉地指导自己的职业行为，并影响他人的职业行为，这就是它的相对稳定性。

五是自律性。即职业道德具有自我约束、控制的特征。从业者通过对职业道德的学习和实践，产生了良好的职业道德，从而形成有利于社会和集体的高度自觉行为。这种自觉就是通过职业道德意识、觉悟、信念、意志、良心的自我约束和控制来实现的。

六是他律性。即职业道德具有受社会舆论影响的特征。从业人员在职业生涯中，随时都受到所从事职业领域的职业道德舆论的影响。实践证明，通过职业道德舆论的监督，可以有效地促进人们自觉遵守职业道德，并实现互相监督。

七是实践性。一个从业者的职业道德都必须通过实践活动，在自己的职业行为中表现出来，并且接受行业和全社会的评价和监督，使职业道德形成一个理论与实践的紧密结合体。因此，学习职业道德，是为了更好地践行职业道德。

社会主义职业道德的特征，一般来说有以下 4 个方面。

(1) 社会主义职业道德是建立在社会主义基础上的新型职业道德，它是作为社会主义道德规范体系的一个组成部分而存在和发展的。药学伦理学属于新职业道德的一种，它从属于社会主义道德规范体系，药学伦理学与社会主义道德的关系从哲学角度看，是个性与共性、个别和一般、特殊与普遍的关系。职业道德与药学伦理学是社会主义道德调整人们行为的重要补充。

(2) 社会主义职业道德调整人们行为的目的，是实现个人利益、行业集体利益和整个社会利益的根本一致。药学伦理学在这一点上也是如此，任何利己主义都是同社会主义职业道德所不相容的。

(3) 社会主义职业道德的重点是解决对待劳动的态度问题，它要求人们热爱本职工作，时刻以主人翁的姿态对待劳动，严格遵守劳动纪律，积极发挥主动性和创造性，自觉为社会公共利益的发展而努力做贡献。

(4) 社会主义职业道德不能靠自发形成，必须加强马克思主义理论思想的指导，强调共产主义理想、信念等道德教育，强调从业人员的自我修养和提升。

(三) 职业道德的社会作用

职业道德是道德体系的一个重要组成部分，它一方面具有社会道德的一般作用，另一方面又具有自身的特殊性，具体表现在以下几个方面。

1. 调节从业者之间及从业者与服务对象间的关系

职业道德的基本职能是调节职能。它一方面可以调节从业者内部的关系，即通过职业道德规范约束从业者内部人员的行为，促进从业者之间的团结与合作，如职业道德规范要求各行各业的从业人员都要团结、互助、爱岗、敬业、齐心协力地为发展本行业、本职业服务。另一方面，职业道德又可以调节从业者和服务对象之间的关系，如教师怎样对学生负责、医生怎样对病人负责、营销人员怎样对顾客负责等。

2. 有助于提升本行业的信誉

一个行业、一个企业的信誉，也就是它们的形象、信用和声誉，是指企业的产品或服务在社会公众中的被信任程度。提高企业的信誉主要靠产品和服务的质量，而从业者较高的职业道德水平是产品和服务质量的重要保证。若从业者职业道德水平不高，很难保证优质的产品和服务。

3. 有助于促进本行业的发展

行业、企业的发展有赖于较高的经济效益，而较高的经济效益源于高的员工素质。员工素质主要包含知识、能力、责任心 3 个方面，其中责任心是最重要的。而职业道德水准较高的从业者其责任心往往是极强的，因此，职业道德能促进本行业的发展。

4. 有助于提高全社会的道德水平

职业道德是全社会道德体系的一个主要内容。一方面，职业道德涉及每个从业者如何对待职业、如何对待工作，同时也是一个从业者价值观的表现，是一个人的道德意识、伦理行为发展的成熟阶段，具有较强的稳定性和连续性；另一方面，职业道德也是一个职业集体，甚至一个行业全体从业者的行为表现，如果每个行业、每个职业集体都具备优良的道德，对整个社会道德水平的提高肯定会发挥重要作用。

在人类社会生活中，人除了在公共社会生活中要遵守社会公德、在家庭生活中要具有家庭美德外，在职业生活中还要遵守职业道德。职业生活是社会生活不断向前发展的生命线。换句话说，职业道德是一定社会或一定阶级对一定职业的人的伦理要求，是社会道德在职业生活中的具体表现。职业道德有其阶级性和社会性，受该时代的经济、政治关系制约，并由占统治地位的社会道德规定和影响其性质及发展方向。

二、 药学伦理的含义及其特征

药学伦理是用伦理学理论和原则来探讨和解决在药学工作中人类行为的是非善恶问题。伦理学，或称道德哲学，是对道德的哲学研究。道德是关于人类行为是非善恶的信念和价值，体现在人类行为的规则或准则中。伦理学是对道德进行哲学反思，对人类行为的规则或准则进行分析和论证，以解决在新形势下不同价值冲突引起的道德难题。

加强药学从业人员的职业道德建设，是当前精神文明建设的一个重要内容。药学从业人员的职业道德直接关系到患者用药安全和生命安危，关系到现代药学事业的进步和医院整体医疗水平的提高。因此，加强药学从业人员的职业道德建设具有重要意义。药学伦理学是职业道德的一种，是一般社会道德在药学工作领域中的特殊表现。它是指导药学从业人员与患者、服务对象与社会，以及药学人员彼此之间应当遵循的行为准则和规范。

通过研究药学伦理学的起源和发展规律，以及药学伦理关系中的行为准则和规范，本书概括了药学伦理学的以下 4 个特点。

1. 具有很强的职业性

药学伦理学是在职业实践中不断形成和发展起来的，因此，它往往表现为药学工作所特有的道德传统和道德习惯，表现为药学从业人员所特有的道德意识和道德品质，把提高药品质量，保证药品安全、有效，全心全意为人民健康服务作为其基本道德原则，同时注意培养严谨、审慎、准确、认真、同情、无欺等良好素质。这些都带有鲜明的职业性，反映了其职业特殊的伦理要求。

2. 具有普遍的适用性

药学伦理学产生于医药实践，也适用于一切医药实践。医药科学同其他科学一样是没有国界的，也无阶级性，是为全人类健康服务的，为世界上不同肤色、种族之人所普遍应用。医药科研成果和应用技术不因阶级而异，人们祛除病患、保障健康的意愿也不会因时代、民族、阶级、肤色而有所不同。各种致病因素对人体的作用机制及人体的反应，尽管有个体差别，但不会出现阶级差别。因此，各种医药道德的具体要求在实践性极强的医药学领域中表现出必须按科学办事、按规律办事的职业要求，不可避免地具有相同的、全人类的、普遍的适用性，如《药品生产质量管理规范》 (Good Manufacture Practice of

Drugs，GMP）中的许多要求在世界范围内药品生产中都适用。

3. 具有普遍的人道性

在某种意义上说，医药学是普遍的人道主义的产物。古今中外都要求药学从业人员在药学实践中一视同仁，关心病人，尊重病人的人格和权利，维护病人利益，珍视病人的生命。人道主义要求在药学实践中，平等地对待精神病人、残疾人、囚犯、战俘等，决不应用医学知识做违反人道、法律的事情，视人的生命贵于千金。例如，2006年世界医学协会修订形成的《日内瓦宣言》中指出："我将不容许年龄、疾病或残疾、信仰、民族、性别、国籍、政见、人种、性取向、社会地位或其他因素的考虑介于我的职责和我的病人之间。我将会保持对人类生命的最大尊重。"这个宣言成为世界各国制定药学道德规范的指导原则。

4. 具有强烈的时代性

药学伦理学在不同的历史时期，显示出了不同的时代特色。现代中国的药学伦理学不仅继承了优良传统，而且总结和概括了祖国药学实践中出现的新问题、新经验，从而表现出了强烈的时代性。特别是当今时代，随着科技进步和整个人类文明的发展，药学工作在社会生活中的作用日益重要，已经发展成为一种有重大意义的社会性事业，药学工作的社会责任也更加重要了。人们对药品的期望已不仅仅满足于消除疾病，还希望在智力、体力上能有更理想的发展，以至于希望赋予优生、优育、美容、长寿、安乐死等诸多功能。这样，药学工作就被赋予了更新的意义，药学伦理学也因此将面临一些新的问题，如新药研制过程中的人体实验、安乐死、药品生产研制引起的环境污染问题等。药学伦理学扩展了，它的时代性表现得越来越强烈了。

三、 药学伦理学的学科性质

药学伦理学属于交叉学科，它既是伦理学的一个分支，也是现代药学不可缺少的一个重要组成部分。

伦理学一般可分为三大类型——描述伦理学、元伦理学和规范伦理学。描述伦理学是对道德行为和信念的实际调查。它根据经验描述和科学分析的方法，通过获得大量的事实材料、客观信息再现社会道德状况。它们既不研究行为的善恶标准，也不制定行为的准则规范，如道德社会学、道德心理学、道德人类学、道德民俗学等。元伦理学又叫分析伦理学，是20世纪西方伦理学中占主导地位的伦理学理论，它凭借逻辑语言的分析方法，从分析道德名词概念和逻辑功能人手来研究道德，反映道德的语言特点和逻辑特征，如直觉主义元伦理学、情感主义元伦理学等。规范伦理学是伦理学的传统理论形态，也是伦理学的必然归宿。它通过探讨善与恶、正当与不正当、应该与不应该之间的界线与标准，研究道德的起源、本质及发展规律，试图从哲学层面论证道德基本原则、规范和美德的要求，以约束、指导人们的道德实践。规范伦理学又可分为理论伦理学和应用伦理学，理论伦理学研究普遍的道德理论、原则、规范。应用伦理学要研究上述理论、原则、规范在各个行业的应用。药学伦理学归属于应用伦理学。

药学伦理学作为一门理论学科、规范学科、实践学科，具有3个特点：一是具有哲学性，它从哲学的高度，运用分析、综合、归纳、演绎方法，从具体到抽象等多种思维方式对道德进行全面深入的研究；二是具有综合性，它与药学和伦理学等诸多学科相互渗透、相互融合；三是具有实践性，它来源于药学实践，服务于药学实践，为药学从业者提供现实的行为指导。

第二节 药学伦理学的研究对象、任务及学习方法

一、药学伦理学的主要研究对象

目前，对于药学伦理学的研究对象，研究人员有着多种不同的见解。我们认为，药学伦理学是一门研究职业道德的科学，是以道德现象作为自己的研究对象，是一般社会道德在药学领域中的特殊表现，即药学工作者应当遵守的道德准则。因此，药学伦理学只能是一门关于医药工作者职业道德的学科，是调整和维护药学工作者与服务对象、药学工作人员之间，以及药学工作者与社会之间相互关系的行为规范的总和。药学伦理学以一般的道德原则为指导，研究药学这一特殊领域职业道德产生、形成、发展与变化的规律，进而形成自身的道德原则、规范和范畴，是药学职业道德的理论化和系统化，是一门研究药学职业道德的科学。药学伦理学以药学领域中的道德现象和道德关系作为自己的研究对象。

道德现象包括道德的意识现象、道德规范现象和道德活动现象。

而道德关系是指由经济关系决定的，是派生在药学领域中人与人、人与社会、人与自然之间的关系，其主要内容如下。

1. 药学人员与患者、服务对象之间的关系

在药学实践中，药学人员与患者、服务对象之间的关系是最首要的关系。这种关系是否和谐、融洽，药学从业人员能否做到想服务对象之所想，急服务对象之所急，将直接关系到服务对象的用药安全、生命健康，直接影响从业人员的服务质量。

2. 药学人员与社会的关系

药学实践活动总是在一定的社会关系下进行，必然会与整个社会发生直接或间接的联系。药学从业人员对许多相关问题的处理必然要考虑到服务对象及局部利益，但也要顾及他人、后代及社会的责任。

3. 药学人员相互之间的关系

药学从业人员相互之间的关系包括药学科研人员彼此之间关系、药学科研人员与生产人员之间和营销人员之间的关系及各类人员彼此关系、药学工作人员与行政管理者之间的关系等。同仁之间的相互尊重、团结协作对于药学科学的发展及药品质量的保证、提高均具有直接意义。

4. 药学人员与自然之间的关系

人与自然的关系在哲学史和科学史上很早就引起人们的重视。药学伦理学从人类的健康这个基本点出发探索人与自然之间的关系，从而确立了人类所必须具有的环境意识和环境道德。尤其是在药学实践中，许多药物的研制、开发、生产均与天然植物、动物、海洋生物及人类生态环境中的其他部分发生关系，人如何处理好与自然的这种关系，既获得所

需又维护生态平衡，将成为药学伦理学必不可少的研究范畴。

二、 药学伦理学的主要任务

任何一门学科，都有自己特定的宗旨和任务。药学伦理学当然也不例外。根据前文对药学伦理学主要研究对象的分析，可以清楚看出药学伦理学覆盖了下列内容。

1. 建构药学伦理学的科学体系

药学伦理学包括药学伦理学意识和药学伦理学行为。药学伦理学意识是药学伦理学的主观方面，它包括药学伦理学原则、观念、信念、态度、情感、意志、观点、善恶概念等。这些药学伦理学意识以各自特有的方式指导着药学工作者的伦理行为。药学伦理学行为是在药学伦理学意识支配下所进行的，是药学伦理学评价的客观根据。在通常情况下，药学伦理学是意识和行为的统一，是主观和客观的统一。我们要探讨药学伦理学各个方面、各个层次的辩证关系，以构建药学伦理学的科学体系，丰富和完美马克思主义伦理学关于职业道德的理论和内容，肩负起社会主义精神文明建设的重任。

2. 阐述医药道德的起源、发展及规律

药学伦理学作为医药道德的学说，它的主要内容就是要从历史和现实的角度，阐明有关医药道德的基本理论，从而指导医药人员确立正确的职业态度和道德理想。这既是药学伦理学的主要内容也是它的基本任务。

具体来说，就是要深入了解药学伦理学的起源和历史发展脉络及药学伦理学的基本原则、基本规范和基本范畴，从历史的进程中考察药学伦理学的特点，考察在特定职业实践基础上形成的道德传统和道德观念。同时，进一步研究药学伦理学的本质和社会作用，以及发挥作用的特点和方式；从横向的比较中，探讨药学伦理学和医药专门科学、药事管理法规及药学伦理的具体关系等。

药学伦理学和其他学科一样，有一个历史的发展过程。在人类历史上，随着社会分工的出现，个体意识从群体意识中逐渐分离，导致医药从业者之间利益矛盾日益明显。到了奴隶社会以后，逐渐地出现了对医药伦理道德的理论见解。这些理论见解开始时是不系统的、零散的，然后逐渐地系统化，内容也因社会和医药学科的不断发展而逐渐丰富起来。理论的目的性也逐渐具有针对性，即围绕医药道德关系的某些重要问题，去寻求理论上的正确答案。

对医药道德理论的探讨，在不同的历史时期，不同的文化背景，不同的医药科学发展水平下，其重点内容也各不相同。当今时代，在社会主义社会里，要从社会存在决定社会意识这一历史唯物主义基本原理出发，从经济与医药道德的辩证关系的出发，从各种意识形态相互影响的观点去探讨、去揭示医药道德产生的根源、本质及其历史发展规律。另外，还要把医药道德的理想性与现实性有机地结合起来，使医药道德的理想真正成为推动医药事业进步的强大动力，转化为人类健康服务的实践。

3. 概括医德的规范体系

药学伦理学是一门理论学科，但它又特别强调规范在药学伦理学中的地位。从一定意义上说，它又是一门规范学科。如果离开对规范体系的论述，也就不可能建立科学的药学伦理学体系。

研究药学伦理学规范，包括药学伦理学基本原则、范畴、一般规范，以及药学伦理学的基本原则在药学不同领域的具体运用，乃至进一步具体地规范药品生产、经营、使用，医药科研、医院药剂、药政管理，以及中草药采集加工等各类医药活动中的道德现象、伦理要求、道德标准和规范。

药学伦理学作为一门调整医德关系的特殊规范的学科，若想建立多层次规范体系，必须依赖于对医药道德性质的界定。也就是说，要从医药人员的各种活动中区分出医药道德行为。这是因为，医药道德并没有一个特殊的具有自己外部轮廓的领域，它是贯穿于医药人员的各种行为之中的，只有明确何为医药道德行为，才能在此基础上构建医药道德的规范体系。

要建立药学伦理学的规范体系，就必须根据辩证唯物主义历史观，从医药从业者与患者、医药从业者之间、医药从业者与社会等方面的辩证关系出发，去确立医药道德的基本原则。在医药道德规范体系中，医药道德规范是多方面、多层次的，但其中有一个是起主导作用的规范，这个规范就是医药道德规范体系中的基本原则。

医药道德的基本原则是如何处理医药从业人员个人利益与人类健康利益关系问题的集中回答，在医药道德规范体系中处于核心和总纲的地位，它制约着医药道德体系中的各种具体行为规范，并贯穿其中。各种具体行为规范在本质上是基本原则的具体体现，具体的医药道德规范离开它的指导，医药道德价值就很难确定。在医药道德基本原则的指导下，再概括出具体的医药道德规范，从而建构起医药道德的多层次的规范体系，去指导医药人员的行为。但是，药学伦理学并不是只限于制定和表达这些规范，医药道德规范既要约束人们，又要启迪人们，既要惩恶，又能扬善。药学伦理学还必须深入研究医药道德的规范体系，搞清医药道德规范体系中许多辩证关系和重要的理论问题。这样，才能使医药道德的基本原则和规范有助于医药从业者个人树立明确的道德意识，形成个人的道德信念和习惯，使医药从业者的医药道德观实现由“现有”向“应有”过渡。

4. 医药道德的实践任务

实践任务主要包括医药道德评价、教育和修养。针对目前医药行业存在的各种不正之风，为提高医药工作者的职业道德素质，广泛吸取古今中外医药道德的有益经验，搜集国内外有关医药道德的文献资料和高尚的典范事迹，使医药工作者受到启发和熏陶。

5. 适应发展要求，解决新难题

医药道德作为一种观念形态，必然受社会经济状况和医药科学技术水平的制约。近年来，医学发展的一个重要趋势，就是由生物医学模式向生物一心理一社会医学模式转变。新的医学模式对于人类的健康和疾病已不再仅仅从生物学方面来考虑，而是把人看作包括自然环境在内的生态系统的一个组成部分，从生物学、心理学、社会学 3 个不同层次综合考察人的健康和疾病。从而，如研究生命延长、优生优育、器官移植等高新医学技术带来的伦理问题，以及人口控制、安乐死、生态环境保护等重大的伦理问题随之出现。

医学模式的转变，为药学伦理学提供了现代自然科学的理论基础，成为医治疾病，保障人民健康的必要条件。作为医药工作者，必须具备高尚的医药道德修养。医药道德不仅体现在态度好、语言美、行为美，还体现在对病人的心理服务上。这就使医药道德不仅成为社会伦理的需要，也成为医药技术本身的需要。

这种变化必然使医药道德观念发生相应变化，具体表现在医药道德的规范、范畴和评价等方面，如过去评价医疗行为效果常常以医药人员对局部疾病的诊断、药物或手术治疗结果作为主要标准，但从新的医学模式来评定，还要看对病人心理障碍治疗的效果。所以医学模式的转变，对医药人员的医药道德提出了更高的要求。

（1）医药人员要站在医药事业总体的高度把健康和疾病放在一个更为广阔的背景下考察，认识自己对人类健康幸福所承担的道德责任。医药人员不仅要重视对自己服务对象——患者承担的道德责任，而且要重视对社会承担的道德责任，不仅要在医药实践中尽可能满足病人的合理要求，而且还要注意所产生的社会效果。

（2）医药人员不但要全心全意治病，而且要千方百计救人；不但要会一般治疗，还应学会心理治疗。新的医学模式要求医药人员关心病人的心理、精神状况，注意考察社会环境、生态环境对病人的身心健康的影响，做病人的思想工作，做适当的心理治疗。

（3）医药人员要认识到，随着社会经济文化的发展，人们对健康的理解和要求，已经从“没有疾病”发展到包括生活、精神、社会和环境在内的更高级的阶段。世界卫生组织明确地把健康定义为：“健康不仅是没有疾病和症状，而且是一种个体在身体上、心理上和社会适应性上的完好的状态”。为了维护人类健康，医药人员仅仅掌握生物医学的各门知识显然是不够的，还必须调整原有的知识结构，从整体角度去服务病人，努力造福于人类。

三、 学习药学伦理学的方法

正确的方法是取得效果的重要手段。学习药学伦理学不但要科学地规定其研究对象，找到其相应的研究任务，而且也必须掌握科学的学习方法。

1. 理论联系实际的方法

理论联系实际，是马克思主义最基本的方法论原则之一，也是当前药学伦理学研究最基本的方法论原则之一。要做到理论联系实际，首先要紧紧围绕药学工作的实践活动用马克思主义立场、观点和方法，研究新形势下出现的纷繁的道德现象，对有利于社会主义现代化建设、有利于生产力提高的道德意识和行为给予充分的肯定，以充实社会主义药学伦理学的内容。同时批判不利于改革与发展的道德意识和行为，提高人们的道德意识水准。只有如此，才能增强道德判断力和自觉性，才能在实践中发挥药学伦理学的积极作用。

2. 历史与逻辑相统一的方法

药学伦理道德是一定历史条件下的产物，每一种道德观念的产生都是与当时的社会经济条件分不开的。药学伦理道德全部内容均具有其历史必然性并合乎逻辑的发展。历史与逻辑相统一的方法是把道德现象放在一定的历史条件下，特别是放在当时的经济关系、政治制度、文化形态、医学状况中加以考察研究。在此基础上运用归纳、演绎、推理、分析等逻辑思维方式得出正确的医药道德知识、观念、理论。只有如此，才能科学地说明药学伦理道德的产生及其发展规律。

3. 价值分析的方法

科学反映事物发展的客观规律，解决“是什么”的问题，属于事实的判断。伦理学针对人际关系，要解决行为“应该不应该”的问题，属于价值的判断。在药学领域，从业人员都将面对这两种判断分析。在药学实践中必须区分出事实与价值，还要区分哪些是有价值的，哪些是无价值的，区分药学行为的科学价值和社会价值，从中提高对道德行为、道德现象分析判断的能力。

4. 比较的方法

比较的方法是指通过探求两种或多种事物的相同点和不同点，来发现事物本质的研究和学习方法。学习药学伦理学通常采用纵比、横比、同比、异比的方法。

第三节　药学伦理学与相关学科的关系

一、药学伦理学与马克思主义伦理学的关系

由前述内容可知，职业道德是在相应的职业环境和职业实践中形成和发展的。在阶级社会中，它始终是从属于一定阶级的，是受一定阶级道德的制约和影响的。

药学伦理学是在马克思主义伦理学原理基础上产生和发展起来的部门学科，当然要接受马克思主义伦理学的制约和影响。

马克思主义伦理学以辩证唯物主义和历史唯物主义作为理论基础和方法论基础，在全面考察道德现象的基础上，进一步探索道德的特殊矛盾性和它各方面的规律性，从而在更深刻的意义上，揭示道德现象的本质。马克思主义伦理学是无产阶级的道德科学，它从无产阶级的利益出发，用马克思主义的基本观点研究道德问题。马克思主义伦理学又是关于道德的理论学科，它研究道德中的普遍现象、一般过程和最基本的问题，重点揭示道德的历史必然性和客观规律性，采用的主要是理性思维方法，提供给人们的是一系列理论、原理和原则，是由一系列范畴、规律等构成的逻辑体系。

可以这样说，马克思主义伦理学是运用马克思主义世界观和方法论，从总体上研究社会道德现象，揭示道德本质和各方面规律的理论学科。

药学伦理学是作为马克思主义伦理学的一个部门学科而存在的，是建立在社会主义公有制基础之上的新型的职业道德，是作为社会主义道德规范体系的组成部分而存在和发展的。马克思主义伦理学与药学伦理学是一般与具体、指导与被指导、普遍与特殊、共性与个性的关系。

医药职业道德是一种特殊的职业道德，必须坚持马克思主义伦理学的基本原则。离开马克思主义伦理学的指导，药学伦理学就会失去正确的理论方向。就这个意义来说，药学伦理学是马克思主义伦理学在医药领域的具体化和职业化。

与此同时，深入研究医药领域中的道德现象、伦理关系和具体道德规范，又将丰富和充实马克思主义伦理学关于职业道德的理论和内容。人们在社会生活里把伦理原则和道德规范运用到医药职业实践中，不断地发展、检验既有的道德伦理，更进一步掌握道德规律，从而使马克思主义伦理学的规范，成为人们心中的一种坚定的信念，并贯彻到医药职业活动中去。因此，只有充分发挥药学伦理学的社会功能，才能更加显示马克思主义伦理学的强大生命力。

二、药学伦理学与其他伦理学的关系

药学伦理学是由伦理学与医药学结合而形成的，因此它既离不开一般的伦理学的理论指导，同时又与医药学紧密结合，是适应21世纪人才培养和医药科学发展的一门新兴的、文理渗透的交叉学科。

（一）药学伦理学与医学伦理学

医学伦理学是一般社会道德在医疗卫生工作中的特殊表现，是研究医学道德发展变化及其规律的科学。它以医务领域的道德现象作为主要研究对象。而药学伦理学是研究医药道德思想的起源及其发展规律，药学人员在药学实践领域中应坚持的道德原则、规范和主要义务的理论体系。它主要以药学实践领域中的道德现象为研究对象。

药学伦理学是运用一般伦理学原则解决医疗卫生实践和医学发展过程中的药学伦理问题和药学伦理现象的学科，它是医学的一个重要组成部分，又是伦理学的一个分支。医学伦理学运用伦理学的理论和方法研究医学领域中人与人、人与社会、人与自然关系的道德问题。药学伦理学是以药学工作领域的道德现象为主要研究对象，其内容是药学工作者在从事药物工作实践中的行为规范的总和。

医疗与药学关系极为密切，都是防治疾病、为人民健康服务的。药品质量高低、效能好坏直接影响着医疗的效果。在我国古代，医药一家，许多知名的医家都精通药性，医生在药店坐堂行医，大都是医药兼顾。而历代著名药学家也是深研医理，使行医用药密切结合。但随着医药事业的逐渐发展与分工的日益精细，医与药逐渐分离，药学已发展成为一门独立的学科，因而医学道德与药学道德研究的领域和内容既有联系又有区别，各有不同的侧重点，但关系仍然十分密切。

医学伦理学来源于医疗工作中医患关系的特殊性质。病人求医时一般要依赖医务人员的专业知识和技能，并常常不能判断医疗的质量；病人常要把自己的一些隐私告诉医务人员，这意味着病人要信任医务人员，由此就给医务人员带来一种特殊的道德义务：把病人的利益放在首位，采取相应的行动使自己值得和保持住病人的信任。

药学伦理是医务工作者在临床、护理、预防保健等医疗活动中应遵循的道德规范和应具备的道德品质；药学职业道德主要是药学工作者在药品研究、生产、经营、管理、使用等活动中的道德规范和实践中的伦理要求。随着医药事业的迅速发展，药学伦理学的内容愈加广泛。例如，医药工作中的动机和效果、目的和手段，药品科研中人体临床实验原则，药品生产与环境保护，药源性疾病的预防等活动中的伦理道德问题，也都成为了药学伦理学研究的新内容。

（二）药学伦理学与科技伦理学

科技伦理学是研究科学技术领域职业道德的伦理学说，主要是以科学技术人员的行为规范为研究对象。它作为一种规范和准则支配、影响、制约着科技工作者的言行，不但与人们认识自然和改造自然相关，同时还大量反映在科技人员之间，各单位、各部门之间的各种关系上，它是科学家、技术人员共同遵守和维护的职业道德。

药学伦理学和科技伦理学的联系也较密切。在药品的开发、科研和生产等诸方面都存有遵守科技职业道德的问题。例如，医药工作者对待医药科学的态度应是勤奋求知、严谨治学；在从事医药基础理论研究和制药技术研究的科研工作中应当勇于探索、开拓创新；在协调医药工作者内部关系、提高医药科技水平方面，要做到谦虚谨慎、团结协作，正确处理好协作与竞争的关系。

随着科学技术的发展，科技伦理学研究引起了越来越多的人的关注，一些发达国家甚至出现了科技伦理学热。在美国，“科学技术与人”、“科学技术与人道”都是十分引人注目的研究课题；在日本，科学技术的飞速发展，使得人们的生活方式在某些方面与东方伦理传统和道德习惯相冲突，引起了道德水平的奇妙变化，从而使科学技术与伦理道德的研究不断加强。

总的来说，科技工作者的职业道德规范，如追求和捍卫科学真理的献身精神、为人民造福的无私奉献精神、实事求是的科学精神、谦虚的态度等，都是医药科技工作者的行为准则。同时，医药科技工作者在科研实践中不断涌现出的好的道德品质，上升为规范后，进一步丰富和发展了科技伦理学的内容。

（三） 药学伦理学与商业伦理学

商业伦理学也是一种职业伦理学。它研究商业这一特殊领域中的道德原则和道德规范问题，目的是影响在商业工作者和消费者之间、商业各部门之间和各部门内的工作人员之间的伦理关系。它研究的范围包括商业权利与义务，商业活动中的公正、公平、诚实的原则，商品的合理分配，商业广告等方面的道德问题和人们的行为规范。

药学伦理学和商业伦理学也联系密切。在药品的购销活动中，药品购销人员除了严格遵守商业道德之外，还要继承“赤诚济世、仁爱救人”、“不求名利、正直清廉”的传统药学道德，更要抵制行贿、受贿、推销伪劣药品，以及用药送人情、拉关系的不正之风。药品购销活动中形成的各种好风气、好作风，为商业道德规范的补充和发展提供了丰富的素材。

此外，药学伦理学与药事法学、药事管理学都具有广泛的联系，也存在差别。药学伦理学与药事法规都是调解医药实践中各种道德关系的手段，都是医药实践领域中人们的行为规范，目的在于保证药品质量，保证人民的用药安全，使医药事业更好地为维护人类健康服务。在内容上它们相互包含、相互补充、相互交叉、相互促进。例如，制造销售假药、劣药行为，既违背了医药职业道德的要求，又违反了药事管理法规，后果严重的会违反刑法构成犯罪。但两者在相互联系的基础上还存在着调解范围、调解方式等方面的区别。所以，两者是有紧密联系和明显区别的。

药学伦理学作为一门独立的崭新学科，无论从理论上还是从内容上都有一个日益完善的过程，伴随着人类对真善美永无止境的追求，相信药学伦理学将以深邃的思想，与现实紧密结合的内容，更加缜密的科学体系，规范广大药学人员在自己神圣的医药职业岗位上尽职尽责，努力工作。

第四节 学习职业道德与药学伦理学的意义

就一般意义而言，伦理学有两大作用：一是增强人们分析和评价行为的能力；二是培养人们的社会主义道德品质。药学伦理学是伦理学的一个分支，它除了具有伦理学的一般社会作用之外，还有自身的特殊作用，它对于建设作风优良的医药卫生队伍，提高医药质量和管理水平，发展医药科学作用，都具有重要意义。具体来说有以下 4 个方面。

一、 学习药学伦理学有利于建设社会主义精神文明

社会主义精神文明建设是建设中国特色社会主义的重要内容。社会主义既要有高度的物质文明，又要有高度的精神文明。精神文明是社会主义的重要特征、重要目标和重要保证。

医药道德水平高低是衡量医药卫生部门精神文明的重要标志。加强医药道德教育，可以使医药从业者进一步提高为人民服务的自觉性，牢固地树立文明服务、认真负责的医药道德作风，努力提高业务技术水平，为人民群众提供优质服务。

医药卫生部门的工作有着广泛的社会性。它直接关系到千家万户的幸福及千百万人的生命健康，医药人员不但可以使病人和顾客，以及病人家属在精神上得到慰藉，而且还会使他们受到社会主义精神文明的熏陶，从而产生良好的社会效果。

学习药学伦理学，可以使医药人员提高全心全意为人民服务的自觉性，使社会上人人深切地感受到社会主义医药科学的进步与发展和社会主义制度的优越性，产生良好的社会效益和效果，推动全社会的精神文明建设。

二、 学习药学伦理学有利于提高医药服务质量和医药管理水平

医药服务质量一般来说取决于医药技术条件和医药人员的服务态度。前者固然对医药服务质量有着十分重要的作用，但是如何运用技术并尽职尽责地做好，则取决于医药人员的医德水平。因此，深入开展医药道德教育对于提高医药人员素质，改善行业服务质量，纠正行业不正之风均有积极意义。

现代医学心理学和行为科学的研究表明，如医药人员缺乏医药道德修养，不正确言行会破坏病人的心理状态，加重病人的紧张、恐惧、焦虑情绪，引起一系列不良心理反应，影响治疗效果，甚至会导致医源性疾病。良好的医药道德，可以使病人获得良好的心理影响，增强对医药人员的信赖感，增强战胜疾病的信心，有利于调动机体的抗病能力，促进康复，提高医疗质量。医药道德和医药管理也是密切相关的。医药管理离不开医药人员对工作的高度责任感、事业心，离不开医药人员对医药领域各项规章制度的自觉执行；同时良好的医药道德必然表现为优质的医药服务和整个医药领域的有条不紊的高效能的工作秩序。因此，医药道德是医药管理的基础。搞好医药道德教育，就能推动医药管理各个方面的工作，提高医药领域管理水平和医药卫生事业的社会效益。

三、 学习药学伦理学有利于培养新型的医药人才

我国医药高等教育的目的是培养和造就社会主义新型医药人才。所谓新型医药人才，就是既有现代医药知识和医药技术，又有高尚的医药道德修养的医药工作者。学习药学伦理学，加强医药道德教育，是实现上述目标的重要环节。

对医药大学生来说，今天所学习的专业，同明天所从事的职业直接联系。“凡事预则立”，医药职业，生死攸关，非仁爱之士不可托，非廉洁淳良不可信。因此，医药大学生在大学阶段学习药学伦理学，懂得有关的医药道德规范，从思想上重视医药道德修养，对

以后走上工作岗位，更好地胜任本职工作，是一种必要的准备。虽然医药技术是医药道德的内在要求，但是医药技术并不等于医药道德。若认为掌握了专业知识和技术，就可以不注重医药道德，那么，再高超的医药技术也可能失去它的价值。所以，医药大学生应努力做到医药技术和医药道德的统一。医药高等院校的大学生及医药实践领域中的从业人员学习药学伦理学有利于促进个体将德与术有机统一，把思想道德修养和业务能力培养结合起来，造就一代德才兼备的医药学人才。

四、 学习药学伦理学有利于推动医药科学的发展

医药伦理观念与医药科学的发展，历来是相互影响的。药学伦理学发展与否，直接受到医药科学发展水平的制约；同时，医药科学的发展，往往也会受到旧的医药伦理观念的束缚。例如，在中世纪的欧洲，尸体解剖被禁止，成为临床医学得不到发展的原因之一。进步的医药伦理观念的提出和建立，必然对医药科学的发展有促进作用。况且，在医药科学研究中，也需要医药科学家具有高尚的医药道德品质和为医药科学献身的忘我境界及责任感。文艺复兴时代的先驱者们冲破宗教神权的种种清规戒律的桎梏，开始公开进行尸体解剖的研究。比利时的生理学家、医学家维萨里（1514—1564）于1543年发表了《人体之构造》一书，使解剖学的研究得到了公认，并得以迅速发展，成为现代医药科学的重要基础。

当今，医药科学的飞速发展，影响和改变着人们的医药伦理道德观念，提出了很多药学伦理学的新课题，如人工授精、试管婴儿的成功带来的家庭伦理问题，优生学的发展提出的缺陷人的标准及对待问题，脑死亡新概念引发的死亡标准和安乐死问题等。药学伦理学只有不断汲取医药科学发展的新成果，建立和形成新的伦理观念，才能具有活力。

因此，学习药学伦理学可以培养医药科学家和医药学人才具有崇高的道德境界，并激发他们的才智和潜能，推动医药科学事业的发展。

目标检测

1. 职业道德、药学伦理各自的含义和基本特征是什么？
2. 简述职业道德与药学伦理的研究对象及任务。
3. 如何理解职业道德与药学伦理与相关学科的关系？
4. 学习职业道德与药学伦理的意义是什么？

第二章

基本概念与发展历程

本章教学目标

☆掌握道德、职业道德、药学职业道德的基本概念和特征；

☆掌握伦理学、药学伦理学的定义，掌握社会主义药学伦理思想的理论体系；

☆熟悉药学伦理的发展历程和主要内容，熟悉社会主义药学伦理思想的形成和发展；

☆了解伦理学的发展历程及其分类，了解国外药学伦理学思想。

药学伦理思想产生于人类医药活动的具体实践，并随着人类医药活动实践的发展而日渐成熟与完善。研究和探讨药学伦理思想的基本概念，以及中外药学伦理的发展历程及其特点，对于今天进一步弘扬中国传统药学伦理的优秀思想，形成具有中国特色的社会主义药学伦理学，以及促进医药事业发展和社会精神文明的建设，都具有重要意义。

第一节　道德、职业道德与药学职业道德

一、　道德的含义与本质

（一）　道德的含义

“道德”一词，在中国古籍中最早可追溯到先秦思想家老子所著《道德经》。但起初道德两个字是分开使用的，且具有不同的含义。“道”原指道路，后引申为事物的发展规律；“德”原指有所得，如《管子》曰“故德者，得也”（古代德与得同义）。“道德”二字连用，形成一个词语，具有特定的含义，最早可见于春秋末期《荀子》、《庄子》、《管子》等典籍中。荀子《劝学》篇中讲到，“故学至乎礼而止矣，夫是之谓道德之极”。荀子所说的“礼”是指人们在生活及社会交往活动中，行为举止的规范。这就是说，如果一个人的一切行为都能按照当时社会要求的行为规范去做，就算达到了道德的最高要求。今天“道德”一词的含义正是在此基础上演变而来。

今天“道德”的含义可以概括为，道德是由一定的社会经济关系决定的特殊社会意识形态，属于上层建筑的范畴。它通过社会舆论、传统习俗和人们的内心信念来维系，它起着调节人与人、人与社会、人与自然之间相互关系的重要作用。可以从以下几方面来把握道德的含义。

第一，道德是由一定社会的经济关系所决定的一种特殊社会意识形态。马克思曾经指

出："物质生活的生产方式制约着整个社会生活、政治生活和精神生活的过程。不是人们的意识决定人们的存在，相反，是人们的社会存在决定人们的意识。"所以，道德是社会经济关系的反映，它深深地植根于社会经济关系的土壤之中，为一定社会的经济基础所决定，并为该社会的上层建筑服务。简言之，有什么样的社会经济关系，就必然会有什么样的道德；社会经济关系改变了，道德的内容也会或迟或早地发生改变。正如恩格斯所说："一切以往的道德论归根到底都是当时的社会经济状况的产物。"在阶级社会中，由于社会经济关系主要表现为阶级关系，因此，在人类历史上，道德总是打上阶级的烙印，不同阶级有着不同的观念，即有着不同的道德。

第二，道德是依靠社会舆论、传统习惯和人们的内心信念进行评价和维持的。社会舆论、传统习惯和内心信念是道德评价的3种主要形式。社会舆论是社会上大多数人对某种道德行为和社会现象的评论，它反映了社会对人们行为的一种监督，具有明显的行为约束力。社会舆论一般代表着社会价值的正面取向。传统习惯是一定民族或社会在共同生活中所形成的稳定的、习以为常的行为规范，主要表现为民风民俗。传统习惯对人的社会行为具有更贴切的影响力。但不管是社会舆论还是传统习惯，都是评价人的行为的外部因素，它们要想发挥道德评价的作用，最终还要通过人的内心信念来实现。内心信念是人们对社会行为进行善恶评价的精神力量，通过日常所说的"良心"发挥作用。人们日常所谓的"良心"，是指在社会舆论和传统习惯影响下，不自觉地形成的，却根深蒂固的，内心判断是非的标准。它是个人行为的内在"道德法庭"，对社会舆论和传统习惯的评价起着正确选择的作用。

第三，道德是以"善恶"为评价标准的。"善"与"恶"是对人们的行为进行肯定性或否定性价值评价的最一般范畴。一个人有利于他人或社会利益的行为，称为善，即道德行为；损害他人或社会利益的行为，称为恶，即不道德行为。但是在具体的社会生活中，善恶的标准具有明显的阶级性、历史性和相对性。善恶的界限不是永恒不变的，而是随着历史的发展而不断发展和变化的。一般来说，人们今天评判善恶的客观标准是，看其行为是否有利于国家、社会的发展和进步，是否有利于广大人民群众的利益的提高和获得。

第四，道德起着调整人与人、人与自然、人与社会之间利益关系和提高人的精神境界、促进人的全面发展的作用。道德既是社会关系的调整方式，也是人满足自我需要的一种特殊表现形式。道德的功能集中体现在，它是处理人与人、人与自然、人与社会之间关系的行为规范，以及实现自我完善的重要精神动力。道德一方面借助于道德观念、道德理想等形式，帮助人们正确认识社会道德生活的原则，认识人生的价值和意义，认识自己对他人和社会的义务和责任，从而使自己实践道德行为，积极的完善自我；一方面通过道德评价等方式，调节人们的行为和实践活动，使人与人、人与社会之间的关系日趋和谐与完善。

（二）道德的本质

本质是指一事物区别于其他事物的基本特质，是该事物固有的根本属性。道德的本质就是指道德本身固有的、区别于其他事物的基本特质。由于受历史条件的限制，人们对道德本质的认识经历了一个曲折的过程。马克思主义诞生之前，人们对道德本质的认识有3类情况：一是把道德看作有意志的天或上帝赋予人类的启示，把道德看作某种先于人类而存在的客观精神，如天理、天道等；二是认为人类和动物一样，道德是生物体的本能反应；三是认为道德是人性、人心或人的理性中固有的东西，是人的本性。由于缺乏科学理论的指导，人们最终难以剥开现象，进而对道德的本质做出科学的解释和规定。马克思主义唯物史观的创立，为人们科学认识道德的本质提供了重要的理论武器。马克思主义通过扬弃旧伦理学的本质说，根据唯物主义历史观第一次科学地揭示了道德的本质。

马克思主义认为，道德不是人的自然本质固有的“善良意志”，道德的本质在于，道德是建立在一定社会经济基础上的思想关系，是一种特殊的社会意识形态。

首先，道德作为一种社会意识形态，就其一般本质而言，是对社会物质关系的反映，是由社会物质条件特别是经济关系所决定并为其服务，是社会上层建筑的组成部分。第一，社会经济关系的性质决定各种道德体系的性质。例如，迄今为止人类社会次第出现了5种性质的社会经济关系，即原始社会、奴隶社会、封建社会、资本主义社会、社会主义社会，道德也随着经历了上述5种性质的演变，即原始社会的道德、奴隶社会的道德、封建社会的道德、资本主义社会的道德和社会主义社会的道德。第二，社会经济关系的内容决定各种道德基本原则和主要内容。例如，奴隶社会的生产资料主要归奴隶主占有，这种经济关系就决定了当时的社会道德的基本原则和主要内容是约束奴隶，维护奴隶主的利益。第三，社会经济关系的变化必然引起道德的变化。例如，今天社会主义经济关系下的道德较曾经的封建社会经济关系下的道德，无论从表现形式还是内容都已发生了质的变化。

其次，道德作为一种特殊的社会意识形态，又具有区别于其他社会意识形式的特殊本质。道德的特殊本质在于，道德是一种特殊的规范调节体系。它凭借善与恶、正义与非正义、公正与偏私、诚实与虚伪等观念来调整人类的社会关系。

最后，道德的深层本质是一种实践精神。道德作为实践精神，以其理想性、目的性指引人们的行为，将理想转化为现实。道德不同于科学、艺术、宗教等社会意识形式，而是通过人们的实践活动体现出来的精神。不仅道德的内容，如道德原则、道德规范、道德信念等，产生于人们的实践，而且道德的实现也要通过规范人们的实践，使人们形成良好的行为方式，培养善良的人格，并通过人们的实践体现为人们的道德品质、道德境界。简言之，评价一个人道德品质的高低，不仅要看他的道德观念、道德情感、道德意识和道德信念等表面内容，更重要的是看他在社会活动中体现的道德行为。只有通过人们的社会实践活动，道德才能真正作为一种人格品质或精神境界体现出来。离开了人们的社会实践，就无道德可言。

二、 道德的基本特征

道德作为由一定社会经济关系决定的特殊的社会意识形态具有以下几方面特征。

1. 阶级性

在阶级社会中，社会经济关系主要表现为阶级关系，因此道德也必然带有阶级属性。具体而言，道德的阶级性是指阶级社会中不同的阶级利益要求产生不同的道德体系为之服务。恩格斯说：“社会直到现在还是在阶级对立中运动的，所以道德始终是阶级的道德，它或者为统治阶级的统治和利益辩护，或者当被压迫阶级变得足够强大时，代表被压迫者对这个统治的反抗和他们的未来利益。”因此，在阶级社会中，由于人们所处的阶级地位不同，物质利益和生活方式不同，决定了人们对待善恶、正义与非正义、诚实与虚伪等的评价标准必定会有所差异，即信奉的道德原则会有所不同。

2. 时代性

道德是社会经济关系的反映，因此，道德的性质和内容必然随着社会经济的发展而不断改变，表现为道德与人类社会发展的大体同步性，这就使道德带有明显的时代特征。例如，在改革开放初期，加强社会主义道德建设的重要内容依然是加强集体主义、爱国主义和社会主义教育；而现阶段，加强社会主义道德建设的主要内容就是，如何建立与社会主义市场经济相适应、与中华民族传统美德相承接的社会主义思想道德体系。道德具有很强的时代性。

3. 历史继承性

不管哪个时代、哪个阶级的道德，都是在前人提供的道德规范基础上，结合本时代、本阶级的具体实际，对过去的道德规范和原则进行扬弃，保留其符合时代特征和阶级利益的有利成分，摒弃其陈腐的内容，同时，根据时代和阶级利益的需要，补充这一时代的新内容，进而形成新的道德体系。道德具有历史的继承性。任何新道德的形成首先都是一个继承的过程，而后才是创新。例如，诚信、孝敬父母等产生于封建社会的道德，今天依然在发扬。

4. 自律性

马克思说："道德的基础是人类精神的自律。"道德不同于政治、法律等意识形态，可以通过一系列的组织、机构来强制实现。道德只能通过社会舆论、传统习俗和人们的内心信念来维系，同时也只能通过内心信念的转变来实现，它是一种内化的规范。外在的社会舆论和传统习俗的影响，只有被自我的内心所接受，转变为内在的信念，道德才能够成为影响和调节人们日常生活行为的原则和规范。而这一过程，正是自律的现实体现。可以说，没有自我的自律，就没有内心信念的转变，就无所谓道德的存在和实现。

5. 相对独立性

从道德的本质和整体的发展规律看，道德是一定社会经济关系的反映，由社会经济关系决定。但道德作为一种特殊的社会意识形态并不是和社会经济关系的发展保持完全的同步。道德的发展有时会滞后于社会经济的发展，有时又会有所超前。这正是道德相对独立性的体现。例如，道德作为一种社会传统习惯是世代相承的，具有很强的惯性，在一定时期它会滞后于社会物质文明的发展；而道德又作为一种意识，在一定时期其理想成分会超越现实的社会关系而走在时代的前列。

6. 调节社会关系的广泛性

在现实生活中，道德的影响和作用覆盖着社会生活的一切领域，并维系着社会生活的日常秩序。尤其是那些反映社会公共生活需要的行为规范，更是广泛地调节着人与人、人与社会之间的关系。

三、职业道德的含义与特点

（一）职业道德的含义

职业也称行业，简单而言就是人们所从事的工作。在人类社会生活中，由于社会分工的出现而造成了职业的划分，形成了今天的行行业业。职业也因此具有了特定的业务技术要求和职责规定，并在实践中逐步形成了适合本职业的独特的职业道德规范。

所谓职业道德，是指同人们的职业活动紧密联系、体现一定职业特征的道德要求与行为准则的总和。它既是对本职人员在职业活动中行为的要求，同时又是职业对社会所负的道德责任与义务。具体而言，职业道德就是整个社会对从业人员的职业观念、职业态度、职业技能、职业纪律和职业作风等方面的行为规范和基本要求，是一定社会时期占主导地位的道德在职业活动中的具体体现。职业道德是一个宽泛的概念，在具体社会实践中，可以将职业道德划分为普遍的职业道德和具体的职业道德。普遍的职业道德是相对于整个社会的所有行业而言的，如今天提倡的社会主义的职业道德：爱岗敬业、诚实守信、办事公道、服务群众、奉献社会，即是从普遍的职业道德角度而言的；具体的职业道德是指每个行业的具体规范，如教师有教师的职业道德规范，公务员有公务员行业的具体的职业道德规范。这两个层面的职业道德是一般与特殊的关系，或普遍与具体的关系。一般情况下人们所说的职业道德是指具体的职业道德。对职业道德的具体理解可以从以下几个方面入手。

首先，职业道德的内容反映了鲜明的职业要求。职业道德总是要鲜明地表达职业义务、职业责任，以及职业行为上的道德准则和行为规范。它不是一般地反映社会道德和阶级道德的要求，而是具体地反映职业或行业的特殊利益的要求。例如，政府公务员不可受贿行贿；商业人员应该遵守诚信原则，童叟不欺；公司员工应该保守本公司的商业秘密；教师要遵守教书育人、为人师表的职业道德；医生要遵守救死扶伤的职业道德等，这些职业道德都是对本行业特殊利益的反映。由于职业道德是在特定的职业实践的基础上形成的，因此它往往表现为某一职业特有的传统习惯和行为规范，表现为从事这一职业的人们所特有的道德心理和道德品质。

其次，职业道德的表现形式比较灵活、多样。职业道德是为适应职业活动内容和交往形式的要求而形成的，所以它总是从本职业的交流活动的实际出发，采用尽可能实用和简洁的方式，以便于从业人员接受和实践。在具体实践中，职业道德多采用规章制度、守则、公约、承诺、誓言、条例，以及标语口号之类的表现形式，这些形式简洁明快，易于从业人员践行并形成习惯。

最后，职业道德既调节本职人员职业活动中的行为，又调节着本行业同社会之间的关系。第一，职业道德从两个层面调整着本职人员在职业活动中的行为，即一方面调整从业人员内部关系，以加强职业或行业内部人员的凝聚力；另一方面调整从业人员与其服务对象之间的关系，以塑造本职业从业人员的形象。第二，职业道德从规范每一个从业人员入手，进而形成一个行业的道德风貌，以此来调整这一职业或行业同社会之间的关系。

（二）职业道德的特点

职业道德源于具体的职业活动实践，它既是社会道德的有机组成部分，又是社会道德的特殊表现。作为道德的一个特殊领域和行为调节手段，它除了具有道德的一般特征外，还具有自身鲜明的特点。

1. 鲜明的行业性

职业道德和职业生活密切相连，它是人们在其职业活动过程中形成的特殊道德关系的表现。任何一个职业都有与其他职业不同的性质和任务，有着各自的服务对象和服务内容。因而不同职业都有自己独特的职业规范，甚至同一职业的不同岗位的职业规范都不一样，表现出很强的专业性。正如恩格斯所说："实际上每个阶级，甚至每个行业，都各有各的道德。"各行业以其特殊道德规范、特殊的活动内容和特殊的活动方式构成了职业道德最显著的特点。

2. 范围的有限性

和鲜明的行业性相对应，职业道德又具有明显的范围上的有限性。职业道德的适用范围不是普遍的，而是特殊的、有针对性的。其约束的对象是从事一定职业活动的人群，超出这个范围，就不能具备道德的调节作用。

3. 形式的多样性

不同的职业具有不同的道德要求，这就决定了社会职业道德必然具有多样性。随着社会生产的不断发展，社会分工越来越细，新兴行业不断涌现，与之相适应的职业道德也在不断产生。可以说，有多少种社会分工就必然有多少种职业道德。此外，在职业道德多样化的同时，职业道德的表现形式也日趋多样化。规章制度、工作守则、服务公约、须知、条例等形式依然常用，标语、口号等简洁实用的形式也日渐增多。

4. 历史的继承性

从事不同职业的人们，从前人那里学习职业技术的同时，还继承了与这一职业相联系的比较稳定的职业传统习惯和职业行为准则，以及适合本职业的特殊的职业心理。因此，职业道德也具有明显的继承性。这使得不同时代的职业道德具有许多相同的内容。例如，从古至今人们都把教书育人、为人师表等视为教师的职业道德；把诚实守信作为一个商人的基本道德等。这其中体现的就是职业道德的继承性。

5. 明显的时代性

职业道德和道德一样，都是社会经济关系的客观反映，社会经济关系的变化必将使职业道德也随之改变。因而任何时代的职业道德都具有鲜明的时代特征。例如，进入21世纪，随着信息化时代的来临，教育新理念的运用，如创新精神、以人为本等思想丰富了教师的职业道德内涵。

四、 药学职业道德的含义与特点

（一） 药学职业道德的含义

药学职业道德是指药学工作人员在药学职业活动中所应该遵循的，与药学职业特点相适应的道德标准和行为规范。药学职业道德主要调节药学从业人员与患者、社会及药学从业人员自身之间的关系。药学职业道德是职业道德的一种，是职业道德在药学职业实践活动中的特殊表现。它与职业道德是个别与一般的关系。

首先，药学职业道德是一种特殊的职业道德，是职业道德在药学职业活动中的特殊表现。从作为一种职业道德的层面讲，药学职业道德就是整个社会对药学从业人员的职业观念、职业态度、职业技能、职业纪律和职业作风等方面的行为规范和基本要求。但是，药学职业道德与其他职业道德，如商业道德、教师道德等相比较，具有更加的特殊性，主要体现在药学职业道德更加具体、更加严格和更加完善。因为药学职业道德高尚与否直接关系到人的健康，甚至是生命的安危。药学职业道德高尚，如同良药；药学职业道德败坏，胜于疾病本身。

其次，药学职业道德主要调节药学实践活动中，药学从业人员同患者、社会及药学从业人员之间的关系。药学职业道德首要调节的是药学工作者同患者之间的关系，因为患者是药学职业工作者的最主要的工作交往对象；药学职业道德还要调节药学工作者同社会之间的关系。药学职业道德作为社会一般道德在药学行业的具体体现，药学职业道德不能违背社会的一般道德。而随着医药科技的不断发展，诸如试管婴儿、器官移植技术的实现，使药学职业实践和社会道德的关系更加紧密。最后，药学职业道德还要通过调节药学从业人员之间的关系，形成良好的行业传统和日常规范。

（二） 药学职业道德的特点

药学职业道德作为一种特殊的职业道德，除了具有一般社会道德和职业道德的特点之外，还具有自身的基本特征。

1. 较强的专属性

药品是关系人们身体健康和生命安全的特殊商品；药学服务也具有特殊性，它的主要对象是有某些疾病的患者，内容是在患者用药的全过程中为其提供耐心、周到的药学专业服务。因此，药学职业道德的规范具有很强的专属性。首先，它要求药学工作人员必须具备扎实的药学知识与技能。其次，它要求药学工作者在工作中必须仔细、谨慎、认真，全心全意为患者服务，不能有半点马虎。因为一旦出现差错，轻则增加患者痛苦，重则危及患者生命。最后，它要求药学工作人员还应当具备良好的心态和献身精神，每时每刻坚持做到语言亲切、态度和蔼，关心患者、热忱服务，一视同仁、平等对待，尊重人格，保护隐私的职业要求。

2. 阶级性和广泛适用性的统一

职业道德具有阶级性，药学职业道德作为职业道德的一种，在阶级社会中也必然打上阶级的烙印。但药学职业道德是一种特殊的职业道德，它还有为全人类服务的特点。因为科学无国界，所以药学行业也必将是为全人类服务的。药学方面的科学研究成果和应用技术不会因阶级而异；人们希望合理用药、安全用药、根除病痛、保障自我身心健康的意愿也不会因民族、阶级、性别和年龄而有所不同；各种致病因素对人体的作用机理及人体的反应，尽管有个体差别，也并不会因阶级而出现某些差别。药学职业道德的这种特殊性，使其不可避免地具有为全人类服务的特性。这也使药学职业道德的具体内容不可避免地具有了跨地域的某些相同性及全人类的广泛适用性。

3. 鲜明的时代性

药学职业道德的发展的主要动力来源于随着社会发展而出现的人们权利意识的提升。药学职业服务的对象是人，并且是文化素质和文明程度不断提升的人。随着社会的发展，人们对自我权利的主张也日益明显。因此会不断引发人们对药学行业活动过程中，特别是药学技术发展过程的道德问题的怀疑和诘难。例如，人们今天对药物人体试验、安乐死药物的使用、基因工程药物的研究等新技术的道德拷问，必将推动药学职业道德的进一步发展。所以，药学职业道德的发展和时代的进步紧密相连，就有鲜明的时代性。

第二节 药学、伦理学与药学伦理学

一、 药学

（一） 药学的定义

药学是研究药物的发现、开发、制备及其合理使用的学科，同时也是研究药物作用于人体或药物作用于各种病原体的机制与规律的学科。当药学的研究对象局限于药物本身时，如研究药物炮制、药物分析、药物制剂等，它的自然科学属性就比较明显；当药学研究变为探讨药物与人的相互作用，即药物的应用机制时，其研究对象就涉及人和社会，如医院药学、社会药学、药物经济学、药事管理学等，药学则有了较强的社会科学的属性。

（二） 药学的形成与发展

药学是一门古老的学科，很长时间内都包含在医学之中。随着社会的发展，经过医药分业、药学自身的发展而形成了独立的药学学科。今天，药学已是含有多个分支学科的现代药学科学体系。可以说，药学的形成和发展与其他学科或职业一样，经历了一个漫长的历史过程。这一过程大体可以分为4个时期。

第一，原始社会医药时期。原始人类一方面崇拜大自然，一方面为了生存也竭力与大自然、疾病及死亡进行抗争。他们在原始的生活实践中，为了减轻身体伤病而进行了诸多的原始的实践，逐渐总结和积累起一些医治疾病和伤痛的知识。

第二，古代社会医药时期。到了奴隶社会和封建社会，由于语言、文字的发展，人们有意识地把实践中的医药知识，包括来源于植物、动物、矿物的药物知识，用文字整理记载下来，并逐渐形成了书籍，如中国的《五十二病方》、《黄帝内经》、《神农本草经》、《伤寒杂病论》等。同时医药开始形成了一个行业，世代相传，促进了医药事业的发展。

第三，药学的独立时期。随着资本主义的兴起，医药事业快速地发展。为了更好地规范医药行为，卫生法规应运而生。卫生法规的制定，促进了药学实践和药事法规的建立。并由此发端，出现了正规的独立药房，学校药科教育也逐渐形成。社会的发展和医药行业的实践促使药学从医学中分离出来，形成了独立的药学和药学。中国医药分家相对较晚，直至1906年，清朝政府才在陆军学堂设立药科专业，开始专设药学教育。

第四，现代药学的形成和发展。药学与化学、生物学、医学等学科关系密切。正是随着生物学、化学、医学等基础科学的发展，药学的科学体系及其各分支学科才逐渐形成。20世纪40年代，药学研究方面的重大发现，如青霉素的发现和使用等，推动了现代药学的迅速发展。第二次世界大战后，科学技术的突飞猛进，特别是计算机技术的应用，使药物的研制、生产、管理等方面，有了长足的发展。近几十年来，以电子信息、生物工程、新材料和先进制造技术为代表的高新技术群的发展，为药学现代化提供了崭新的手段。

（三） 药学的主要任务

1. 研制新药及新型制剂

药学最主要的社会功能就是，为治疗疾病、保障人们的身体健康提供各种药品。所以，药学研究最主要的任务是研制新药，即针对困扰人们的各种疾病，不断研发疗效显著、毒副作用小的新型药物；并根据临床给药需要及患者的不同类型等因素，将药物制成一定的剂型，如片剂、注射剂、胶囊、栓剂等，体现药学研究的人性化。

2. 药品的生产和供应

保证药品的生产和供应是药学最基本的任务和功能。药品是一种特殊的商品，关系着人们的身体健康和生命安全。所以，通过药学研究，保障药品的正常生产和供应，对于社会的发展具有重要的意义。

3. 保障合理用药

20 世纪 30 年代以来，随着药品品种的急剧增加，药品的随意使用造成的药害事件不断发生，药品的合理使用和个体化给药越来越受到社会的关注。同时，由于药品使用的不当而引发的各种新型疾病，也使合理用药成了人们对药学的期望。在此背景下，药学学科逐步分化并综合发展出了一新的领域，即临床药学，药学职业中也增加了一支新生队伍，即临床药师。

4. 阐明药物作用机制

药学研究的重要内容之一，就是研究药物作用于人体或药物作用于各种病原体的机制与规律。阐明药物的作用机制和规律，不仅有助于新药的研发，而且可以帮助药学工作者发现药物产生毒副作用的途径，从而降低药品的毒副作用。

5. 培养药师、药学科学家和企业家

现代药学的进步为药学教育的发展奠定了基础，也提出了更高的要求。目前，全世界已建立了几百所药学的高等院校，还有一大批药学的中等职业院校。几十年来，这些院校培养了大批的药师、药学科学家、药物企业家及药学技术人员。现在的药学教育除完成培养药师、药学技术人员的任务外，还担负着药师、药学技术人员继续教育的任务。这既保证了药学的科学地位，也提高了药学从业人员的专业技术和专业素质。

6. 组织药学力量

随着现代药学的进一步发展，各种药学的社会组织机构、药政管理机构、制药公司、医药商业公司、各种类型的药房等药学力量逐渐形成。这些药学组织机构构成了药学的子系统。如何更好地把这些药学力量组织起来，充分发挥药学工作人员的整体作用，成为药学面临的新任务，同时也是非常重要的社会功能和任务。

二、 伦理学

（一） 伦理学的定义

“伦理”一词在中国意为，处理人与人之间相互关系的道德准则。“伦”字的本意有两种：一是类的意思，如词语不伦不类；二是辈的意思，并由此引申为不同辈分或身份人之间的相互关系，如封建社会中“天地君亲师”为五天伦；君臣、父子、兄弟、夫妇、朋友为五人伦。“理”原本指事物本身的纹路，引申为道理、条理的意思。“伦理”作为一词，便有了使人与人之间的关系有条理、有道理的意思，即规范人与人之间相互交往中的道德表现。随着社会的不断发展，围绕人与人之间的道德问题，逐渐形成了一门学科，即伦理学。

伦理学，西方称为道德哲学，是一门专门研究道德问题的哲学科学。它研究的对象是有关道德的一系列问题，主要包括两个层面：一是道德本身，如道德的形成、发展及其变化规律；二是特定时期内人们应该遵守的人与人、人与社会间的道德准则和道德规范等，即探讨什么是好，什么是坏，以及人们在社会生活中的道德责任与义务。要想对伦理学有更好的理解，还应把握以下两个关系。

1. 伦理学与哲学的关系

伦理学属于哲学的范畴，是哲学的一个分支，由于它以道德为研究对象，因此也被称为道德哲学。伦理学的哲学属性决定了伦理学不仅要研究各种具体的道德现象和道德关系，更重要的是要把这些有关道德的现象与关系，做出哲学的概括和提升，进而探询出有关道德的一些本质的、规律性的东西。就此层面上讲，伦理学可以称之为研究道德本质和规律的科学。

2. 伦理学与道德的关系

人们通常把伦理和道德作为同等概念来使用，它们在一定意义上，可以视为同义词，都是指社会道德现象。但从严格的科学意义上说，两者还是有区别的。道德更多的是指人们在社会生活中的具体道德关系，伦理则较多的是指有关这种关系的道理。随着社会文化的发展，道德这个概念，一般用于表示人们日常生活实践中的道德现象，而伦理或伦理学，则一般用以表示道德理论，即对道德问题的本质概括。

（二） 伦理学的发展历程及其分类

1. 伦理学的发展历程

在西方历史上，伦理学产生于公元前 5 世纪—前 4 世纪的古希腊，标志性人物是亚里士多德，他被称为“伦理学之父”，他的著作《尼各马可伦理学》是西方最早的伦理学专著。在中国历史上，伦理学的产生可以以孔子或儒家学派的诞生为标志。从商代开始，统治阶级为了更好加强社会的控制，逐渐形成了以“礼”为核心的统治思想和实践规则。孔子成长的岁月，社会日渐“礼崩乐坏”，孔子由此对人生、道德和社会问题进行了深刻的反思，逐渐发展出一种以“仁”为核心的道德理论和人生哲学。随后的儒家的重要代表人物孟子和荀子等扩展了孔子思想，儒家的伦理道德成为中国传统社会的指导思想。

随着社会的演进，特别是资本主义的快速发展，科学精神和科学方法的逐步确立，伦理学在西方首先获得了发展的重大机遇。之后的马克思主义的创立，为人们提供了思考人与社会之间相互关系的科学方法，即唯物史观，从而使伦理学的理论体系和科学形态更加严密与合理。

2. 伦理学的分类

伦理学具有非常完善的体系和丰富的内容，依据研究重点和角度的不同，伦理学大致可以分为 3 类，即规范伦理学、元伦理学和描述性伦理学。其中，规范伦理学是伦理学体系的主体、核心和代表，元伦理学和描述伦理学是对规范伦理学的补充。

规范伦理学是旨在影响人们的生活和行为的理论，主要研究伦理学规范的来源、内容和根据，它是伦理学的主体。元伦理学和描述伦理学必须依靠它来提供理论指导。规范伦理学是传统伦理学的主流，随着研究的深入，从中又分出应用伦理学。

元伦理学又称分析伦理学，是对道德语言即道德概念和道德词汇的研究。它主要是从语言和逻辑的角度，用分析的方法研究伦理。它的主要目的是求真，即探询道德语言及其逻辑是否准确；它一方面分析道德语言，如对伦理学中的重要范畴——“善”、“义务”、“责任”的分析；另一方面对道德体系做逻辑论证。元伦理学只对道德进行逻辑分析，它不制定任何道德规范和价值标准，也不进行任何道德的劝诫。但它对道德概念的语言揭示，对道德逻辑规则的设定，以及对其科学性、逻辑性的追求和论证等，从另一方面充实和深化了伦理学的内容。

描述性伦理学又称记述性伦理学，它对道德进行经验性的描述和再现。描述伦理学不研究行为的善恶及标准，也不制定行为准则和规范，而是对道德进行历史的描述，如各种道德史、风俗史，也可以是对现实的描述，如某些社会道德状况的调查报告等。它们的目的是旨在如实地呈现人们社会生活中具体的、现实的道德伦理状况，让人们从中感知道德到底是什么。描述性伦理学可以在某种程度上弥补伦理学过于抽象的缺陷，增强了伦理学的客观性和现实性。

三、药学伦理学

（一）药学伦理学的定义

药学伦理学是一般伦理学原理在药学实践中的具体反映，是药学道德的理论化和系统化的科学。它是运用伦理学的原理研究药学实践活动中的道德问题，即道德本质、道德理论、道德关系等，以及药学科学发展中人们的行为准则与规范及其发展规律的科学。它与一般伦理学的关系是特殊与一般的关系。它的主要研究内容包括：①研究药学道德的起源、本质及其发展规律，以及各历史时期的药学道德现象和药学道德关系；②研究药学实践活动中各领域的道德原则与规范；③研究药学道德教育、药学道德修养和药学道德评价的实践与方法。

（二）药学伦理学的主要任务

药学伦理学的主要任务有以下几点。

（1）使药学工作人员掌握药学伦理学的基本知识。药学工作人员只有具备了药学伦理学的基本知识，才能明确药学道德的范畴、准则和规范，才能在具体的实践中明确自我的职责定位，才能进而树立良好的职业态度与职业习惯，才能更好地全心全意为人民的健康服务。

（2）帮助药学工作人员树立正确的药学道德观，并以此为指导在实践中改造、完善自我。正确道德观的形成建立在一定知识的基础之上，药学伦理学对于药学工作人员掌握药学职业道德的相关规范，理解药学道德本质，进而培养自己良好的药学职业道德品质，逐步形成正确的药学道德观，不断完善自我，具有重要的作用。

（3）有助于增强药学工作人员辨别是非、善恶的能力，有助于提高其药学道德修养的自觉性。药学工作人员在职业实践中，必然会遇到各种各样的行为、活动和事件，由于职业的特殊性，对这些行为和事件做出正确的道德判断就显得尤为重要。为此，药学工作人员必须掌握药学道德原则和规范，并以此来作为评价是非、判断善恶的标准。同时，掌握这些规范及其内部的规律，也有利于药学工作人员在日常工作中不断对自己的行为、思想、情感进行审查和规范，使自己逐步培养起良好的药学职业道德习惯。

第三节 药学伦理的发展历程

一、中国传统药学伦理思想

（一）起源和发展萌芽时期

在中国古代，医药一家，医药伦理思想也融为一体。中国传统的医药伦理思想起源于原始社会人们的社会生活实践。从历史阶段看，中国传统药学伦理思想的萌芽，是从原始社会的晚期到奴隶社会的初期。

在原始社会，人们的生存条件极其恶劣，饱受来自野兽、蛇虫、风雨、雷电等大自然的威胁，死亡与疾病在生活中随处可见。在同大自然的抗争中，人们逐渐地掌握了原始的医药知识。而这些医药知识的获得，大都是从个别人物的自身尝试开始的。这种以身试验，积累医药知识的献身精神，开启了我国传统医药道德的发展历程，同时也留下了世代相传的感人事例。例如，人们一直传颂的"神农尝百草，一日遇七十毒"；又如《帝王世纪》中所载："伏羲氏……乃尝味百草而制九针，以拯夭枉焉。"尽管神农、伏羲等只是历史传说中的人物，但这种传说能够产生并世代流传，恰恰从一个侧面证明，在我国原始社会的历史中，传统的医药伦理思想随着医药实践的开始而萌芽了。

（二）雏形时期

中国传统药学思想的初具雏形，从历史阶段看，是从奴隶制国家的形成到战国时期。在奴隶社会，随着生产力的发展，逐渐出现了体力劳动和脑力劳动的社会分工。夏商时期的巫医，是半职业化的医生。他们除主持祭祀活动外，还负有为民治病的职责。到了西周时期，专职医生出现，医生成为一个专门行业，我国最早的医药道德制度也随之确立。据《周礼·天官·医师》记载："医师，掌医之政令，聚毒药以供医事。凡邦之有疾病者……则使医分而治之。岁终则稽其医事，以制其食：十全为上，十失一次之，十失二次之，十失三次之，十失四为下。"也就是说，医生年底要进行业绩考核，凭借其业绩给予俸禄。这是我国最早的医药道德评价。

到了战国时期，随着生产力的不断提高和科学技术的进一步发展，出现了第一部医学经典著作《黄帝内经》，分《灵枢》、《素问》两部，共18卷，162篇。《黄帝内经》除系统讲述了人的生理、病理、疾病、治疗的原则和方法外，对医德也有深刻阐述。《灵枢·师传篇》专门论述了医生的责任和良心；《素问·征四失论》中强调，医生要认真研究医学理论，从事医疗实践，即"通书受事众多"，否则，"百病所起，始以自怨，遗师其咎"；《素问·疏五过论》中指出了医生必须具备的四方面的医德。可以说，《黄帝内经》的问世，不仅标志着我国古代医学理论体系的创立，而且标志着我国传统医药伦理思想已具雏形。

（三）形成和发展时期

中国传统药学伦理思想在漫长的封建社会得以形成和发展。它的形成和发展是以中国传统的儒家文化思想为背景的，它的内容也深深地打上了儒家思想的某些烙印，特别是儒家的“仁”（儒家讲“仁者爱人”）。中国传统药学伦理的形成和发展大体可以分为4个时期。

1. 两汉至南北朝时期

中国传统的药学伦理思想到两汉、南北朝时期有了长足的发展。典型的表现就是，当时医德被摆在了比医疗水平更为重要的位置。同时也出现了一些杰出的医药伦理道德实践者，东汉的张仲景就是代表人物之一。他在其著作《伤寒杂病论》的序言中对医药道德做了精辟的论述。他不仅痛斥了当时医界因循守旧，不思进取，倾心于财富和权势的不良作风，而且提出仁术济世的主张，提出了“上以疗君亲之疾，下以救贫贱之厄”的一视同仁观念，更强调了从医要有渊博的知识，严肃认真的态度。该文对医德的论述，为后世所传颂。南北朝时期，在继承前人朴素人道主义思想的基础上，出现了一批像杨泉（约239—294）、王叔和（约256—316）等崇尚医德、严谨治学、精心诊治、济世救人的医家，医药道德在具体实践中得到进一步的丰富。两汉、南北朝时期不仅积累了许多优秀的传统，而且创造了许多美好的形象，如华佗，他被人们塑造为医术精湛、高尚的一名神医；同时这一时期也留下了诸如“杏林春暖”、“橘井泉香”等脍炙人口的典故。

2. 隋唐时期

唐代是中国封建社会的鼎盛时期，经济、文化空前繁荣，医药科学也得以迅速发展。为了适应医药事业发展的需要，保证人们的用药安全，我国历史上第一部药典——《唐新修本草》由政府颁布实施。随着医药科学的发展，医药道德也日趋规范。如果说唐代以前的医药实践者对医德只是有所论述的话，那么到了唐代，医药道德规范就更加系统和全面。其代表就是著名医药学家孙思邈所著的《备急千金药方》，其中有两篇文章《大医习业》和《大医精诚》，这两篇文章系统地总结了我国古代的医德思想，全面论述了医药人员的思想品德、专业学习、对病人的态度、与同道之间的关系等一系列医药道德要求，即要求医药人员修养要“诚”，专业要“精”，对待病人要负有同情心，要“普同一等”，对待同道要互相尊重。这标志着我国古代药学伦理思想的较完整体系的形成和确立。

3. 宋元时期

宋元时期，战争频发，疾病流行，社会对医药的需求客观上推动了中国医药事业的发展，同时也使药学伦理思想在具体的医药实践中得以进一步的丰富。首先，从政府层面讲，宋代不仅出现了官方设置的药事专职机构，如尚药局、御药局、医药和济局、医药惠民局等，对某些药物的制造规范、质量检验及施药原则进行规范，而且宋代还通过法律的形式对医药道德进行强制约束；其次，从民间层面讲，很多医药实践者在日常的医药活动中进一步提出了一些具体的道德规范，如“无恒德者，不可作医”、“凡为医道者，必先正己，然后正物”、医者不可“以意用药”等。这些说明这一时期，我国医药道德规范、医药道德原则已日臻完善。

4. 明清时期

明清时期，中国医药人才辈出，医药成果丰硕，医药伦理思想也随之进一步发展。这在一些著名医药学家的具体实践中有很好的体现。李时珍是明代最负盛名的医药学家，他不仅具有渊博的知识，更具有高尚的医药道德。这主要体现在他勤奋刻苦的钻研精神，实事求是的科学态度，救死扶伤的奉献精神及一视同仁的道德操守。明代名医龚廷贤在《万病回春》中首次对医患关系做了系统论述，总结出“医家十要”和“病人十要”，进一步丰富了药学伦理的内涵。名医陈实功在《外科正宗》中对我国古代医药道德做了系统总结，他概括的“医家五戒十要”篇被美国1978年出版的《生命伦理学百科全书》列为世界古典医药道德文献之一。其中贯彻的精神就是医家不能贪财好色，不能沽名钓誉，不能以钱论病，要广行义举。清代名医喻昌在《医门法律》一书中极大地丰富和完善了传统医药道德评价理论，确立了医药道德评价的客观标准。

总之，我国的传统药学伦理思想在漫长的医药实践中不断发展和完善，源远流长，是中华民族宝贵的精神财富之一。

（四）主要内容

我国具有内容丰富优良药学伦理道德传统，其大致可概括为以下几个方面。

1. 仁爱救人、赤诚济世

古称医术为仁术，意为一门“救人生命”、“活人性命”的科学技术。孙思邈认为：“人命至重，有贵千金，一方济之，德逾于此。”因此，历代医药大家对医药伦理道德的论述，首先强调的便是要具有“仁爱”的精神，认为这是一名医药实践者必须具备的基本道德品质。

南北朝时期的杨泉在其《物理论·论医》中指出：“夫医者，非仁爱之士，不可托也。”宋代林逋在其《省心录·论医》中也指出：“无恒德者，不可作医，人命死生之系。”明代的龚廷贤在《万病回春·医家十要》中，更是把“仁心”列为第一要，“一存仁心，乃是良箴，博施济众，惠泽斯深”。清代名医费伯雄则开宗明义地说：“欲救人而学医则可，欲谋利而学医则不可。我若有疾，望医之相救我者何如？我之父母妻子有疾，望医之相救者何如？易地以观，则利心自淡矣。”就是说，要成为一名医药实践者，具有仁爱精神是基本的道德底线，学医的动机必须是仁爱救人，赤诚济世，必须具有高度的仁爱精神。从这一最基本的道德原则出发，历代医药工作者在具体的工作实践中，要求自我对病应有深切的同情心，要视病家之疾苦为己事，不贪名利，不计得失，不为任何私欲所引诱。例如，孙思邈在《备急千金要方》中说：“凡大医治病，必当安神定志，无欲无求，先发大慈恻隐之心，誓愿普救含灵之苦。若有疾厄求救者……一心赴救，无作功夫形迹之心。如此可为苍生大医，反此则是含灵巨贼。”孙思邈也是这样做的。他毕生致力于医药的研究，数拒帝王之召，终身致力于为民解除病痛，热忱、仁爱，甚至为了病患置自身安危于不顾。他之所以为后世敬仰，原因不仅在于他的高明医术，更在于他仁爱济人、赤诚济世的高尚道德。

2. 清廉正直、不图钱财

清廉正直、不图钱财，是我国传统医药伦理思想的重要内容之一。清廉正直与仁爱是相关的，正是从上述仁爱救人、赤诚济世的宗旨出发，历代医药工作者都把清廉正直的品质，不贪图钱财的操守，作为自我的基本道德规范。在中国古代关于医家廉洁正直、不图财色的事例数不胜数，有些已成为民间广传的佳话。“杏林春暖”就是其中之一。它传颂的是三国时期名医董奉的高尚医德。董奉隐居庐山，“居山不种田，日为人治病，亦不取钱。重病愈者，使栽杏五株，轻者一株。如此数年，得十万余株，郁然成林。”杏子成熟后，董奉把杏子换成粮食，然后再接济贫民，以及供给没了盘缠的过路人。董奉死后，为了感激董奉的德行，有人写了“春暖”的条幅挂在他家门口。“杏林春暖”也成为人们赞颂医德的一大佳话。明代医生潘文源也是这一道德的代表之一。他不计名利，施药济贫，自己生活却很困苦。据《婺源县志》载，他医术高明，每日登门求诊的病人“盈门塞巷”。他行医施药，不以获利为目的，遇贫苦病人尤为照顾，他行医30多年，却一贫如洗。

历代医药工作者在坚守清廉正直、不图钱财的道德操守的同时，对于一些图谋钱财、利欲熏心的医者也进行了强烈的批判。清代名医徐大椿对当时某些追求名利、欺骗病人的庸医进行了严厉的批判。他指出：“或立奇方以取异；或用僻药以惑众；或用参茸补热之药以媚富贵之人；或假托仙佛方，以欺愚鲁之辈；高谈怪论，惊世盗名；或造假经伪说，瞒人骇俗；或明知此病易晓，伪说彼病以示奇……此等之人，不过欲欺人图利，即使能知一二，亦为私欲所汩没，安能奏功?”他的论述把一些恶劣的庸医形象刻画得淋漓尽致。在历代名医的著作中，类似徐大椿这样的论述是很多的，它从另一面反映了我国古代医药工作者清廉正直、不图钱财的道德规范。

3. 勤奋好学、刻苦钻研

古代医药学家认为只有精通医理、药理，即掌握高超的专业技术，才能实现“仁爱救人”的济世理想。例如，《黄帝内经》指出：医生要“上知天文，下知地理，中知人事”。古医书《古今医统》说：“医本活人，学之不精，反为夭折。”《医学集成》要求：“医之为道，非精不能明其理，非博不能至其得。”《备急千金要方·大医习业》中讲：“学者必须博极医源，精勤不倦，不得道听途说，而言医道已了，深自误哉!”而要掌握精湛的技术，就必须勤奋好学、刻苦钻研。晋代杰出的医学家皇甫谧就是一个刻苦钻研的典范。他42岁时得了风痹病，十分痛苦，但在学习上却仍不敢怠慢。时人不解他为何对学习如此痴迷，他说，“朝闻道，夕死可也”，即我早上如果明白了一个道理，就算晚上死去，也是值得的。正是凭借这种刻苦钻研的精神，他终于写出一部针灸学巨著《针灸甲乙经》，为针灸学乃至后世医学的发展做出了不可磨灭的贡献。

历代医药学家还指出，要想掌握精湛的技术，光有刻苦钻研还不够，还得虚心好学，不耻下问。《回春录·序》说：“为医无才、无学、无识不可也，必平心以察之，虚心以应之，庶乎其可也夫。”即医药学家应诚恳地向同行学习，向民间学习。明代医学家李时珍，遍访名医宿儒，搜求民间验方，向农民、猎人、樵夫、渔民请教，访医采药，历时27年，三易其稿，终于编写成《本草纲目》，成为历史佳话。明代医药学家缪希雍说：“凡作医师，宜先虚怀……况人之才识，自非生知，必假问学。问学之益，广博难量，脱不虚怀，何由纳受？不耻无学，而耻下问，师心自圣，于道何益!”清代著名温病学家叶天士，当时医术高明，盛名广播，但依然不断求教于贤者。可见虚心好学，不耻下问，是历代医家共同的高尚品质。

4. 谨慎认真、作风正派

由于医药关乎人之生命，因此历代医药学家在具体的医疗实践中，逐渐形成了一套严谨的工作作风。这在唐代孙思邈的《备急千金药方·大医精诚》中有很好的体现：“夫大医之体，欲得澄神内视，望之俨然。宽裕汪汪，不皎不昧。省病诊疾，至意深心详察形候，纤毫勿失。处判针药，无得参差。虽曰病宜速救，要须临事不惑。唯当审谛覃思，不得于性命之上，率而自逞俊快，邀射名誉，甚不仁矣……夫为医之法，不得多语调笑，谈谑喧哗，道说是非，议论人物，炫耀声名，訾毁诸医。”这就是说，医药工作者在医疗实践中要做到4个方面：一，认真检查，询问病状要用心用意；二，谨慎施药，不得有丝毫的差错；三，治病要慎之又慎，不能只追求速好，而置性命于不顾；四，治疗过程谦虚谨慎，不做夸夸之谈。这也正是我国古代医药学家严禁工作作风的主要内容所在。

中国传统儒家文化特别讲求“男女有别”，所以在诊治异性病人的过程中，历代医药学家不仅注重谨慎认真，而且非常注重作风正派。明代《医学入门·习医规格》中指出，“寡室妇女，愈加敬谨，此非小节”；《小儿卫生总微论方》就强调医生要品德淳厚，医风正派；明代陈实功在《医家五戒十要》中规定：“凡视妇女及孀妇尼僧等人，必候侍者在旁，方入房视诊，倘旁无伴，不得自看”；宋代的医家何澄更是作风正派的典范。宋代张杲在《医说》中记载，北宋宣和年间（1119—1125），有一士人患病一年，耗尽家财，百治无效，其妻子无奈便将名医何澄请到家中，引入密室，对何说：“妾以良人抱病日久，典卖殆尽，无以供医药，愿以身酬。”何澄严肃地拒绝了病人妻子的做法，并尽力救治其丈夫，为后世医药学者树立了作风正派的榜样。

5. 普同一等，不畏权势

我国古代医药家从朴素的人道主义出发，在具体的实践中逐渐形成了不分贵贱贫富，普同一等的优良传统。历代名医药学家都十分强调普同一等，一视同仁视的道德操守。孙思邈在他的《备急千金要方·大医精诚》中说：“若有疾厄来求救者，不得问其贵贱贫富，长幼妍媸，怨亲善友，华夷愚智，普同一等，皆如至亲之想。”他在实践中更是几次拒绝皇室的召唤，不畏权势，以解除天下苍生之病痛为行医的理想。明代医家龚廷贤也指出，“贫富虽殊，药绝无二”，同时他还对同行中的倾心权势之辈进行了严厉批评。他说：“医道，古称仙道也，原为活人。今世之医，多不知此义，每于富者用心，贫者忽略，此固医者之恒情，殆非仁术也。以余论之，医乃生死所寄，责任非轻，岂可因其贫富而我之厚薄哉?”明代医学家陈实功更是在《医家五戒十要》中指出：“贫穷之家及游食僧道衙门差役人等，凡来看病，不可要他药钱，只当奉药。再遇贫难者，当量力微赠，方为仁术。不然有药而无伙食者，命亦难保也。”从这些材料中，可以看出我国历代医药学家对普同一等、一视同仁的原则身体力行，体现了我国医药道德的优秀传统。

二、 我国社会主义药学伦理思想

（一） 社会主义药学伦理思想的性质和特点

我国社会主义药学伦理思想是关于社会主义药学领域职业道德的科学理论体系。它是我国广大药学工作者以马克思主义理论为指导，继承中华民族优秀的药学道德传统，借鉴国外药学伦理思想的有益成分，总结和概括我国革命战争年代和社会主义建设时期的药学道德实践经验而逐步形成和发展起来的，是具有中国特色的、进步的、科学的药学伦理学思想体系。它具有以下特点。

1. 继承性

中国的社会主义药学伦理思想在继承和发扬从中国传统药学伦理思想的基础上，逐步发展而来，是用马克思主义伦理观对中国传统的药学伦理道德思想进行批判继承的结果。从社会主义药学伦理学的原则、范畴到行为规范的具体要求，许多内容都是中国传统药学伦理学思想在社会主义条件下的新发展。因此可以说，社会主义药学伦理思想同传统的药学伦理思想既一脉相承，又与时俱进。

2. 进步性

我国社会主义药学伦理思想在革命战争年代诞生，在社会主义建设时期完善和发展。在战争年代，它是激励革命的医药工作者冲破封锁、克服困难、创办革命医药事业、完成伤员救治和解放区人民医疗保健任务的强大精神动力。在社会主义建设时期，它又激励医药工作者奋发图强，使新中国的医药事业获得全面发展，医药科学水平显著提高，对保证人民健康和社会主义现代化建设事业的顺利进行，起到了不容忽视的作用。

3. 科学性

社会主义药学伦理学思想的科学性表现在两个方面。一是，它以马克思列宁主义、毛泽东思想作为指导。因而，能够抛弃一切剥削阶级药学伦理思想中的糟粕，继承和发扬传统药学伦理学思想中的积极成果。同时，能正确认识医药事业与整个社会主义建设事业的关系，正确认识医药工作者的历史使命和社会责任，以及能够正确处理个人与国家、集体与他人之间的关系。二是，它随我国社会物质经济关系的变化而变化、发展。道德是社会存在的反映，有什么样的社会经济基础，就会产生什么样的道德观念。中国社会主义药学伦理学思想产生于革命战争年代，它的核心内容是救死扶伤，实行革命人道主义，保证革命战争的胜利。到了社会主义建设时期，随着医药工作领域的扩大和人们对医药工作认识的加深，社会主义药学伦理学思想的内容也更加丰富，其总的指导原则成为用优良的服务和优质的药品为人民的医疗保健服务，提高人民群众的身体素质，保证社会主义现代化建设事业的顺利进行，促进社会主义制度的巩固和发展。

（二）社会主义药学伦理思想的形成和发展

1. 民主革命时期的药学伦理思想

民主革命时期，我国广大的医药工作者一面继续发展祖国的医药事业，一面积极参加了反对帝国主义、封建主义和官僚资本主义的革命斗争，在斗争中增强了社会责任感，形成了以爱国主义和革命人道主义为特征的药学伦理道德思想。可以说，这是我国社会主义药学伦理思想的雏形。

在旧社会，药学受到轻视，中药学更是备受压抑和摧残。许多政客蔑视祖国医药，认为祖国医药不科学，主张废除祖国医药，实行全盘西化。民主革命时期的药学伦理思想是在广大医药工作者捍卫中医药事业尊严的斗争中不断发展和前进的。

（1）同北洋军阀政府的斗争。1912年，北洋政府制定“中国医学校标准课程”，将中医学排斥于医学教育之外。当时的教育总长汪大燮说：“余决意今后废去中医，不用中医。”江西当局还颁布了取缔中医章程32条。这一切引起了中医界的极大愤慨。1914年，中医药界人士联合成立了“医药救亡请愿团”，迫使北洋政府在文字上做了表面妥协。

（2）同国民党当局的斗争。1929年2月23日，国民党卫生部余云岫在国民党政府第一次中央卫生委员会议上提出“废止旧医以扫除医事卫生障碍案”，要求政府用限期登记、禁止宣传中医、禁止中医学校等6条措施来消灭中医。此决议案获得通过的消息传出，医药界群情激愤。全国各地中医药界代表381人云集上海，成立“全国医药团体联合会”，派代表赴南京请愿，迫使国民党不得不宣告罢议。1933年，国民党行政院院长汪精卫公然宣布中医不科学，而且提出“不但国医应一律不许执业，全国中药店亦应限令歇业”。中医药界广大爱国人士不屈不挠，先后发起3次全国性请愿运动，以实际行动保护和推进了中医药科学的发展。

(3) 抗日战争期间，同日本侵略者的斗争。爱国名医曹柄章在翻阅大量医药资料的基础上，结合以往的经验，精心研制出高效的丹药，定名为“雪耻灵丹”，有效抵制了日货“翘胡子”牌仁丹在市场倾销。

在同各种反动势力的斗争，捍卫传统医药事业的同时，医药界的一些有识之士，在现代文明和药学职业道德的科学思想的影响之下，吸取外国医药伦理道德思想中的积极成果，开展了医药道德研究。中国药学会于1935年颁行的《药师信条》，是我国最早的一份专门药学职业道德文件，它标志着药学伦理思想研究的新起点。

在革命战争时期的解放区，由于战争频繁、交通不便、制药条件差，加上敌人重重包围和封锁，导致药品供应极度困难。面对这一现实，革命队伍中的医药工作者本着“用科学的方法改进中药”的指导思想，艰苦奋斗、不怕牺牲，克服种种困难，保证了革命战争年代的药品供应，为革命战争的胜利做出了重要贡献。

2. 社会主义时期的药学伦理思想

社会主义制度建立以后，广大药学工作者在继承和发扬了以往的，特别是新民主主义革命时期的优良药学道德传统的基础上，使药学伦理思想真正进入一个崭新的发展阶段。这一时期的药学伦理思想和以往相比有了质的飞跃。主要表现在，由民主革命时期的以爱国主义和人道主义为核心的药学伦理思想，发展为以马克思列宁主义、毛泽东思想为指导的，同社会主义制度相适应的，以社会主义人道主义为核心的社会主义的药学伦理思想。这一时期药学伦理思想的发展具体表现在以下几个方面。

(1) 加强了药事管理，以确保人民用药安全有效。中华人民共和国成立以来，我国逐步建立和健全了药政、药品管理机构，颁布了《中华人民共和国药典》(以下简称《药典》)，制定了一系列相关药品管理法规。仅党的十一届三中全会以来，颁布了《中华人民共和国药品管理法》(以下简称《药品管理法》)等药品管理法令、制度、条例、规定、规范等就多达几十个，内容涉及药品的科研、生产、经营、管理、使用等各个环节。有效地保证了各类药品的安全性和有效性，防止了伪劣药品对人民健康的危害。

(2) 大力发展中西药品生产，以满足人民对各类药品的需要。社会主义制度确立以来，我国的制药工业发展迅速。我国陆续兴建了3 000余家中西药厂，其中仅大中型企业就有285家，医药行业职工达到105万人，合成药物90%以上可以自给。同时，我国加大了新药研制的力度，每年有大批新药问世，基本上改变了旧中国缺医少药的状况，有的药品甚至达到了世界先进水平，部分药品可以供出口国外。我国药学的不断发展，不仅保证了医疗保健事业对各类药品的需要，而且为社会主义经济做出了重要贡献。

(3) 加强了医药战线的职业道德教育。20世纪五六十年代，在全国范围内，对医药工作者进行了卓有成效的爱国主义、共产主义道德、全心全意为人民服务的教育，使广大医药工作者的道德水平显著提高，涌现了许多品德高尚的先进人物和感人事迹。十一届三中全会后，党提出建设社会主义精神文明的奋斗目标，药学职业道德教育成为社会主义精神文明建设的重要组成部分。医药战线上开展了“五讲四美”、学习先进等活动，对生产、经营伪劣药品等违反药学道德的典型事例在报刊上进行公开的揭露和谴责，对触犯刑律的犯罪分子绳之以法。正反两方面的教育，使广大医药工作者提高了道德水平，增强了职业责任感。不少医药科研、生产、经营、管理部门都制定了药学道德守则、公约等，用以规范自己的行为。

(4) 医药科研、教育的繁荣和医药伦理道德的研究逐步开展。改革开放以来，党和政府非常重视药学的职业道德建设，许多专家、学者在研究的基础上，编写了大量的药学道德教育论著，高等医药院校也纷纷设立医药职业道德教育课程，推动了我国药学伦理思想的进一步发展。同时，从1981—1985年，先后召开了4次全国医德学术讨论会，对诸如药品使用、医药资源分配、医药科研、安慰剂等药学道德问题进行了初步的探讨。尤其是在今天，在科学发展的指导下，以人为本思想的提出和贯彻，更是丰富了药学伦理思想的内容，并推动它的进一步发展。

(三) 社会主义药学伦理思想的理论体系

我国社会主义药学伦理思想的理论体系主要由3个方面的内容构成。

1. 药学道德实践理论

药学道德实践是指药学工作者在日常工作中，运用一定的药学道德意识、原则和规范，对自己的行为进行评价的活动，它具体包括药学工作者对药学道德行为的选择、评价、教育和修养等。社会主义的药学道德实践理论的内容主要包括社会主义药学道德行为的选择、评价和社会主义药学道德的修养和教育等。

2. 药学道德关系理论

药学道德关系表现为，药学工作者在医药活动中运用内心信念、传统习惯等方式来规范和调整药学工作者之间、药学工作者同患者之间等道德关系的行为。社会主义药学道德关系理论的内容主要包括社会主义药学道德的基本原则、主要规范、基本范畴和社会主义医药事业中各个领域中的具体道德要求等。

3. 药学道德意识理论

药学道德意识表现为，人们对药学道德实践和药学道德关系的认识和反映，具体包括对药学道德关系和药学道德实践的心理认同、信念、情感，以及进行药学道德理论研究的活动等。社会主义的药学道德意识理论的内容主要包括社会主义药学道德的本质、特点和作用，社会主义药学道德的产生发展和规律等。

社会主义药学伦理思想的理论体系，充分体现了实践和认识相统一的原则，克服了以往药学伦理思想中朴素简单或抽象空谈的弊端，这是迄今为止比较完整的、科学的药学伦理思想体系。

三、国外药学伦理学思想

(一) 国外古代医药道德思想

国外的医药道德思想的形成与发展也有着悠久的历史。它的演变与发展，大体以欧洲的文艺复兴为界，文艺复兴以前的，称为古代的医药道德。

1. 古希腊的医药道德思想

古希腊医药学大约在公元前6—前4世纪形成，以后成为欧洲医药学的基础。这一时期，迷信和巫医盛行，医德也带有浓厚的僧侣医学和寺院医学的色彩。大约在公元前6—前4世纪，古希腊医学形成，以后成为欧洲医学的基础。古希腊伟大的医学家希波克拉底(前460—前377)被称为“西方医学之父”，同时也是西方医药道德理论的奠基人。他不仅使医学逐渐摆脱迷信的束缚，而且创立了医药道德规范。他的著作《誓言》、《原则论》、《操行论》等可以说奠定了古希腊医药伦理学的基础。希波克拉底在他的著作中指出，“不论至于何处，遇男或女，贵人及奴婢，我之唯一目的，为病家谋幸福”；他还强调，医生在处方用药时要特别谨慎，强调要接济急需帮助的患者，强调医者作风要正派等。希波克拉底关于医药道德的大量论述，标志着西方古代医药道德理论的形成。

2. 古罗马的医药道德思想

罗马时期是欧洲医药快速发展的时期，同时医药道德思想也有了很大的发展。古罗马早期的赛尔苏斯是一位伟大的药学家，他非常重视医药道德。他在著作《药物论》中提出了有节制地使用药物，避免药物副作用对人体的危害的思想。著名医学家盖仑(138—201)是继希波克拉底之后杰出的古代医学理论家。他提出“作为医生，不可能一方面赚钱，一方面从事伟大的艺术——医学”，对待医药事业，要“整天思考它”，“不求身外之物”。古罗马医药道德是对古希腊医药道德的继承和进一步发展。

3. 阿拉伯的医药道德

古代医药道德在阿拉伯国家又有新的突破。阿拉伯人创办了世界上第一个专门药店或配药所，构成了世界医药学史上的一个重要阶段。这一时期，医学有了进一步的发展，表现在阿拉伯人开始重视药物治疗的实验研究，许多医药学家都习惯于通过动物实验来减少药物对人体安全的可能危害。这说明，阿拉伯的医药学家们已经懂得了。这一时期还出现了医学道德史上的重要文献——《迈蒙尼提斯祷文》。祷文中提出的“要有爱护医道之心，不因贪欲、虚荣、名利而忘却为人类谋幸福之高尚目标；集中精力和时间使学业日进，见闻日广；要诚心为病人服务，善视世人之生死，以身殉职不分爱与憎，不问富与贫，凡诸疾病者，一视如同仁”等精彩论述，直到现在仍为世界医药学界所借鉴。

(二) 国外近代药学伦理学思想

文艺复兴后形成的药学伦理思想，被称为近代药学伦理思想。14—16世纪是欧洲文艺复兴时期。复兴运动冲破了中世纪封建宗教统治的黑暗，药学伦理道德迎来了发展的曙光。人道与神道的斗争，促进了以实验医学为基础的医学科学迅速发展。医学的发展和医疗工作的社会化，又向医学道德提出了新要求，药物对人的安全性问题，医药人员与病人的关系问题得到从未有过的重视。首先，德国柏林大学教授胡佛兰德发表了《医德十二箴》。他提出了救死扶伤，治病救人的医德要求。继而，英国帕茨瓦尔专为曼彻斯特医院起草的《医院及医务人员行动守则》和《医学伦理学》著作于1803年出版。这一时期伟大医药学家帕拉塞尔苏斯不仅提出“医药学家不应面向权威，而应面向病人”，而且他在医疗实践中，积极为穷人着想，用药简单，药价便宜，他不慕虚荣，从不夸耀自己的技艺，显示了崇高的道德操守。1847年，美国医学会成立，并着手制定了医德教育标准和医德守则。其中的《医德原则》阐述了处理医生和病人之间，医生同行之间，医务行业和社会之间的关系的道德原则。1864 年，万国红十字会在日内瓦成立，1884 年又订立了《万国红十字会公约》等，这样使医药伦理道德迈步走向成熟，趋向系统化和规范化。

（三） 当代国外药学伦理学研究发展概况

20 世纪以来，由于社会经济和科学技术突飞猛进地发展，人们越来越重视医药道德的作用，一系列国际医德和法律文献相继产生。人们以国际性的条例、公约、宣言等形式，加强了药学伦理道德的建设。1946 年，鉴于纳粹的暴行，纽伦堡国际法庭制定了《纽伦堡法典》，对人体实验确立了基本的国际准则，如受试者知情同意原则、维护受试者利益的原则、先经动物实验的原则等。1948 年，世界医学会全体大会制定发表了第一个医学伦理学宣言——《日内瓦宣言》，作为医药界人士的共同守则。1964 年《赫尔辛基宣言》发表，它是《纽伦堡法典》的发展，为医药人体实验规定了更具体、更详细的道德规范。1968 年第 22 届世界卫生大会又通过《悉尼宣言》，以后相继通过了《东京宣言》、《圣保罗宣言》、《爱丁堡宣言》等。这些国际会议的许多决议成为各国政府卫生医药行业从业人员共同遵循的道德规范。其内容涉及人道主义原则、人体试验、死亡确定、器官移植等一系列医药学伦理的基本问题。近些年来，各国医药卫生界、伦理学界越来越注意加强医药道德的教育，出版了大量的医药道德著作，多次召开了各种层次的医药道德讨论会，制定了许多医药生产、经营、科研、使用道德规范。世界性的医药伦理道德建设已取得令人瞩目的成绩。但也出现了一些新的研究课题，如有关医药资源的分配，关于药物控制行为的讨论等。

目标检测

1. 简述道德、职业道德、药学职业道德的基本概念和特征。
2. 名词解释：伦理学、药学伦理学。
3. 简述社会主义药学伦理思想的性质、特点和理论体系。
4. 简述中国传统药学伦理思想的主要内容。
5. 简述社会主义药学伦理思想的形成和发展。

第三章

药学职业道德的基本原则、基本规范和基本范畴

本章教学目标

☆掌握药学职业道德的基本原则，了解药学职业道德基本原则的作用；

☆掌握药学职业道德基本规范的内容和道德要求，熟悉药学职业道德规范的特点和作用；

☆掌握药学职业道德基本范畴的含义和主要内容，了解药学职业道德基本范畴的作用。

社会主义药学职业道德有着自己独特的原则、规范体系及其内容。社会主义药学职业道德的基本原则是调整药学领域中人际关系的根本指导原则，也是衡量药学工作者行为善恶的标准。药学职业道德的基本规范是对药学工作者道德行为基本要求的概括，是衡量药学人员道德水平高低标准和进行道德评价的尺度。药学职业道德的基本范畴是药学职业道德规范体系的重要组成部分，是基本原则的具体体现。

第一节　药学职业道德的基本原则

一、含义

所谓道德的基本原则，是指道德在调整人与人、人与社会、人与自然的关系时所应遵循的根本指导原则。在道德规范体系中，道德基本原则居于主导地位，对道德规范和道德范畴起统率作用，具有广泛的指导性和约束力。每个社会都有自己特有的最根本的道德原则，这个原则贯穿于社会道德发展的始终。一定社会时期的道德原则是区别于其他道德类型的最根本、最显著的标志。道德原则有3个相互联系的基本特征。

(1) 从总体上表达道德类型的本质，是区别不同道德类型的显著标志。

(2) 指明了道德行为的总方向。既具有明确的、特定的社会内容和阶级内容，又抽象地概括了人们道德行为的本质属性，是具体性和抽象性的辩证统一，在相应道德规范体系中居于主导地位。

(3) 道德原则的命令具有无条件性和相对稳定性，在任何环境和条件下都要求人们必须遵守，不得有任何的违背。

社会主义药学职业道德的基本原则是指调整社会主义医药工作者与其他社会成员、医药工作者之间，以及医药工作者同社会之间关系的根本指导原则，是社会主义道德原则的

组成部分。社会主义药学职业道德的基本原则，从总体上表达了社会主义药学职业道德的本质特征，指明了医药工作领域中道德建设的总方向，贯穿药学职业道德的始终，是衡量社会主义医药工作者行为和品质的最高道德标准。

二、 内容

社会主义药学职业道德基本原则的内容如下。

1. 安全有效原则

医药工作者研制、生产和使用药品的目的就是为了防病治病，保障人民身体健康。所以社会主义药学职业道德的基本原则首先就是安全有效。第一是安全。安全是指用于防病治病的药品要安全，绝不能对人民的健康构成威胁和危害，不能出现致死、致残、致畸等情况。第二是有效，即有疗效。有效是指药品要能真正起到预防和治疗疾病的作用。安全和有效，既是质量问题，也是对人民群众健康负责的态度问题。所以保证用药安全有效，关键在于广大医药工作者是否具有高尚的职业操守和纯洁的职业良心。如果药学领域生产的药品质量低劣、仓库工作人员管理不善使药品霉烂变质、经营部门不文明经商、甚至出售假药劣药、医院的医药人员不认真负责、经常出现差错，就不仅不能为人民防病治病，反而有损于人民健康，甚至危及生命安全。因此，医药工作者负有特别重大的道德责任。提高药品质量，保证药品安全有效，正是履行这种责任的根本要求。

2. 救死扶伤原则

社会主义救死扶伤的原则即人道主义原则，体现了医药工作者行为的根本目的，是人民身体健康和社会充满活力的重要保障。为此，药学人员必须竭尽全力生产各种高质量的药品，努力进行新型药物的研制，为人民解除病痛，防止疾病传播与流行，创造稳定而安全的药品保障。不断强化药学人员救死扶伤的人道主义原则实践，有利于这一崇高而艰巨的使命的完成。

社会主义药学职业道德的人道主义以社会主义的经济制度为基础，同社会主义的政治制度相适应，以马克思主义世界观和价值观为指导，从伦理方面体现出社会主义国家对绝大多数人的权益、人格的尊重和关心。在社会主义制度下，社会主义生产资料的公有制实现了人与人之间的真正平等，从而决定了医药人员与病患之间关系是真正的平等关系，决定了医药工作者的工作性质是为人民服务。所以坚持社会主义的人道主义原则，对于广大医药工作者来说，在很大程度上，就是坚持全心全意为人民服务的原则。而当前市场经济条件下，人们思想观念也形成多元发展，药学领域出现了一些有悖于药学职业道德的不规范事件。在这种情况下，更需要医药工作者坚定不移地遵循人道主义原则，坚持救死扶伤的原则，需要医药工作者具有更高的责任心和使命感，关爱生命，珍视生命，不断研制高质量的新药以满足社会和人民的需求。

3. 奉献服务原则

全心全意为人民服务是社会主义各行各业不可动摇的道德原则，是一切工作的根本宗旨，这是由社会主义的性质决定的。而医药工作由于其产品（药品）和服务对象的特殊性，更应当积极贯彻这一道德原则，这一原则在药学职业道德中被称为奉献服务原则。

奉献服务原则的基本含义包括两点内容。一是医药行业要为社会主义现代化建设服务。随着改革开放的深入和社会主义现代化建设的进行，我国的医药行业同其他各行各业一样获得了突飞猛进的发展，已经成为社会主义经济的一个重要产业部门，成为许多省市和地区的支柱产业，为社会主义现代化建设做出了突出贡献。作为药学职业道德的基本原则，奉献服务原则要求医药工作者一定要有为社会主义现代化建设服务的道德意识，自觉地为社会主义现代化建设服务，自觉地为医药事业的发展贡献自己的心血和力量。二是医药工作者要全心全意为人民服务。奉献服务原则来源于马克思主义的唯物史观和价值观。医药工作者全心全意为人民服务本身就是人生价值的最好实现。奉献服务原则要求医药工作者必须具全心全意为人民服务的精神境界，必须把全心全意为人民服务作为工作的出发点和落脚点。而这种奉献精神的基础则是培养良好的敬业精神。只有培育起敬业精神，医药工作者才能在工作中自觉地做到全心全意为人民服务。

医药工作者要做到全心全意为人民服务，贯彻奉献服务的道德原则，需要处理 3 个方面的关系。首先，应处理好个人利益与他人利益、集体利益的关系。在处理个人利益和他人利益的关系上，时刻把握先人后己的原则，在个人和集体利益的关系上，始终坚持集体利益高于个人利益的原则，不断地强化自我的服务意识。其次，要处理好药学工作者和服务对象之间的关系。药学工作者所面临的服务对象，是一特殊的社会群体。他们比其他人更加地需要关心、关怀，更加地需要体贴、热情的服务。所以，坚持奉献服务的原则具有重要的现实意义。最后，要处理好德与术的关系。医药人员首先要有良好的品德，以及正确的人生方向，只有具备了这两点，才有动力去钻研专业技术，提高自我的业务水平，才能通过过硬的科学技术知识达到为人民服务的目的；反之，有了好的技术知识，但缺乏为人民服务的热情，缺乏良好的道德素质，也不可能更好地为人民服务。

三、 作用

药学职业道德的基本原则是药学职业道德规范体系的总纲和精髓，起着骨干和框架的作用。只有确立了药学职业道德的基本原则，才能确立药学职业道德的整个体系。药学职业道德基本原则的作用是举足轻重的。具体有以下几点。

1. 药学职业道德的基本原则在整个药学职业道德规范体系中起主导作用

社会主义药学职业道德的基本原则、规范和范畴共同组成了药学职业道德的规范体系。社会主义药学职业道德规范和范畴虽然涉及药学职业道德关系的各个方面，但它们无一不受社会主义药学职业道德基本原则的领导和制约，而且其具体内容都是从基本原则中派生出来的。药学职业道德的基本规范的具体内容即热爱药学，献身事业；勤奋求知，严谨治学；勇于探索，开拓创新；严肃认真，一丝不苟；谦虚谨慎，团结协作；平等待人，文明服务；廉洁奉公，不谋私利。从根本上讲就是安全有效、救死扶伤、奉献服务这 3 项基本原则具体化的行为规范。而良心、荣誉、尊严、责任、信誉、理想等道德范畴也是基本原则的体现。也就是说，只有从 3 项原则的基本思想出发，才能深刻理解 7 条规范和 6 个范畴的确切含义。简言之，药学职业道德的基本原则是纲，药学职业道德的规范和范畴是目，只有深刻理解了这些基本原则，才能深刻理解药学职业道德的规范和范畴，才能真正掌握社会主义药学职业道德的真谛。

2. 有助于促进药学工作者提高药学职业道德水平和药学职业道德意识

首先，药学职业道德的基本原则为药学工作者提高道德修养指明了方向，即发扬社会主义人道主义的救死扶伤精神，尽心竭力地保障人民用药的安全有效，始终做到全心全意为人民健康服务。其次，药学职业道德的基本原则为药学工作者改进自我的日常行为习惯提供明确的标准。结合安全有效、救死扶伤、奉献服务的原则，在日常工作实践中不断完善自我，有利于提高广大医药工作者的药学职业道德水平和药学职业道德意识。

3. 有利于协调药学工作者内部及药学工作者与其他行业人员关系

这些原则的贯彻可以大大改善药学工作者之间，以及药学工作者同其他行业人员之间的关系，使他们在全心全意为人民服务的基础上，形成团结、互助、合作的社会主义新型关系。在社会主义市场经济的条件下，医药行业内部生产企业之间、经营部门之间、医药行业和其他行业之间会有不可避免的竞争，药学职业道德的基本原则的贯彻，可以促使这些部门或行业在保障人民用药安全，保障人民身体健康的共同目标下，形成有效的责任分担，避免恶性竞争的产生，从而促进整个医药行业沿着正确的方向健康发展。

4. 具有较强的道德评判作用

药学职业道德原则既是医药人员从事职业活动的行动纲领，又是社会舆论对医药人员道德行为评价的理论依据。人们将以道德原则为标准，对不道德的药学职业行为进行批判，良好的医药道德行为进行赞颂。药学职业道德原则的道德评判作用还体现在，它对医药工作者发生违背药学职业道德的不良倾向的警惕作用。毋庸讳言，在市场经济条件下，受各种不良文化思潮的影响，一些违背药学职业道德的现象时有发生，医药行业也存在着群众极不满意的现象和某些不正之风。宣传社会主义药学职业道德的这些基本原则，用以教育和规范广大医药工作者，提高他们的质量意识，激发他们的奉献精神，发扬我们民族的救死扶伤的人道主义传统，有利于提高药学的整体服务水平。

总之，社会主义药学职业道德的基本原则是药学职业道德规范体系的总纲，有利于提高医药工作者的道德意识和道德水平，对药学事业的发展具有积极的促进作用。

第二节 药学职业道德的基本规范

一、含义

规范是标准、准则、规则、模式的意思。药学职业道德规范即是广大药学工作者在研制、生产、经营、管理和使用等实践活动中应遵循的处理个人与患者之间，药学人员相互间，个人与集体之间，以及药学部门与整个社会之间关系的行为准则。同时也是从事医药研制、生产、经营、管理和使用等药学实践过程中形成的道德行为和道德关系规律的反映，是一定社会或阶级对药学工作者道德行为基本要求的概括，是衡量药学人员道德水平高低标准和进行道德评价的尺度。

研究和制定药学职业道德规范，可以通过各种形式的教育和社会舆论的力量，对药学工作者进行药学职业道德修养教育，提高药学职业道德水平，逐渐形成一定的信念、习惯、传统，具体地指导和约束药学工作者的行为，促使社会主义药学职业道德思想的形成并转化为药学职业道德品质，从而充分发挥药学职业道德的社会作用。

药学职业道德规范是在具体的医药社会实践中逐步产生、形成和发展的。它不是简单的药学工作者个人主观意愿的表达，而是由一定的社会经济关系所决定的，是社会经济关系在药学行业实践中的具体反映，是社会客观需求和个人主观认识的统一。药学职业道德规范不是永恒不变的，它首先是一定社会经济关系的反映，其次来自于药学工作的实践，又服务于药学工作的实践，所以也必将随着社会经济关系的变化，随着药学具体实践的变化，随着药学工作客观需求的变化，而进一步发展变化。

药学职业道德规范还具有以下几方面的特点。

1. 多样性和稳定性的结合

药学职业道德规范是在药学职业道德原则指导下，为调节从事药物的研制、生产、经营、管理和使用等不同类别的药学工作者的行为而提出的，由于工作具体类别的不同，道德的具体要求也会随之有所差异。因此，药学职业道德规范首先在内容上体现出丰富性和多样性。但是，这些具体的药学职业道德规范，又都受药学职业道德原则的制约，是药学职业道德原则的具体体现，药学职业道德原则的稳定性又使药学职业道德规范具有了较强的稳定性。

2. 理论性和实践性的统一

药学职业道德规范的出现，总是一定历史时期的药学职业道德理论和基本观点同当时药学工作具体实践和需求相结合的产物。例如，1980 年国务院批准的《关于加强药政管理，禁止制售伪劣药品的报告》。这一报告出台的背景，正是当时社会上出现了一些非法游医药贩，这些人的活动扰乱了正常的社会秩序，社会实践中出现了对药学职业道德规范的新需求。再如，根据社会实践的需要，1984 年 9 月 20 日中华人民共和国全国人民代表大会常务委员会讨论通过并实施的《药品管理法》，更是将药学职业道德规范的许多内容以法律的形式固定下来，推动了药学职业道德规范的落实工作。所以说，药学职业道德规范体现了理论性与实践性的高度统一。

3. 现实性和理想性的统一

由于药学职业道德规范源于药学的具体实践，所以规范中的不少内容，如热爱药学、献身事业、廉洁奉公、不谋私利等，已经潜移默化为绝大多数药学工作者所接受，并在不同程度上身体力行。因此，药学职业道德规范具有坚实的社会基础。所以说，药学职业道德规范具有很强的现实性。另外，药学职业道德规范具有层次性，如当前社会主义初级阶段的药学职业道德规范，它除了涉及药学工作者具体的实践行为规范外，还应包括药学职业道德教育和道德修养等高层次内容，其中如以国家民族利益为重进行创造性劳动、公而忘私、完全彻底为人民服务等属于共产主义道德规范的内容，因而又具有先进性和理想性，这就使得当前药学职业道德规范既源于社会主义道德规范的现实，又高于社会主义药学职业道德现实，体现了现实性和理想性的统一。

二、 内容

（一） 热爱药学，献身事业

1. 药学事业是崇高的事业

药学事业是整个社会主义事业的重要组成部分。它既是社会主义经济的重要产业部门，又事关社会的医药保障；既担负着防病治病，保护人民身体健康的责任，又肩负着提高人口素质，繁衍民族的崇高使命。简言之，它是事关人民身体健康和生命安危，涉及千家万户悲欢离合的大事。正因为如此，药学工作者只有具备了热爱药学、献身药学事业的精神，才能更好地承担起这一社会的重任。

自古以来，国内外所有做出过杰出贡献的药学工作者，都是热爱医药工作，献身医药事业的典范。他们有的一生潜心于医药的研究，有的放弃功名利禄矢志医药，有的淡泊名利，以救治人民疾病为理想，正是这些人的不懈努力和孜孜以求，才使药学事业不断地繁荣和发展。而他们之所以能献身于医药事业，是因为他们都意识到医药事业是一项崇高的事业。

我国历史上著名医学家陶弘景17岁时受齐高帝的赏识，19岁时齐高帝引荐他为诸王侍读。梁武帝接位后，更是以礼相待，但他热心于医药事业，于是辞官引退，以拯救疾苦为己任，博览本草药性，专心从事医药著述，为后世留下了极有价值的著作。隋唐时期名医孙思邈，18岁立志学医，20岁以后专心行医，一生扶危济困，献身于医药事业。隋文帝请他当国子监博士，他托病不起。唐太宗召他到京都咨询，授予爵位，他坚决拒绝。他终其一生于所热爱的医药事业，不仅留给后世《备急千金要方》等重要医药著作，更给后世留下了他那崇高的人道主义精神。明代著名医药学家李时珍，出身医药世家，35岁辞官回乡，他脚穿草鞋，翻山越岭，走遍大江南北，远涉深山旷野，三易其稿，花27个春秋，终于完成了举世闻名的巨著《本草纲目》，身体力行地体现了对药学事业的热爱。人民的好军医华益慰，一辈子不拿病人一分钱，以精湛的医术、始终对患者的微笑，铸就了一个医者的高尚灵魂。这种境界非有神圣的信仰不可达到，而这种信仰就是献身于崇高的医药事业。

从外国医药发展史来看，同样有很多热爱医药事业，献身医药事业的典范。德国化学家保罗·艾立希就是其中之一。鉴于当时传染病流行，无药可治，给人类造成了极大的威胁，他合成了成百上千种化合物，终于发现606号、914号化合物，对治疗梅毒、淋病有奇迹般的效果，同时更奠定了化学治疗理论的基础。此外，磺胺药物及抗生素类药物等的发现过程，都体现了医药学家对医药事业的热爱之情。

2. 立志献身是医药工作者的崇高理想

医药事业是崇高的事业，凡是道德高尚的医药工作者都是立志献身于医药工作中的有志之士。我国明代学者王守仁曾说过："志不立，天下无可成之事。"世界著名的法国微生物学家巴斯德也曾经说过："立志、工作、成功是人类活动的三大要素，立志是事业的大门，工作是登门入室的旅程，这旅程的尽头，就有成功在等待着，来庆贺你的努力结果。"古往今来，许多杰出的医药工作者在具体的工作中展示了立志献身医药事业的崇高理想。

著名的国际主义白衣战士诺尔曼·白求恩大夫，为了医药事业，为了实践救死扶伤的人道主义精神，放弃了加拿大的优裕生活条件，毅然走上国际反法西斯前线。当中国人民处于历史上灾难最深重的关头，他又率领医疗队来到中国，冒着生命危险，深入第一线抢救伤员，并直接指导医疗救护工作。他曾说："能抢救一个伤员、为伤员减轻一分痛苦，这是我们每个八路军医生的最大快乐！"在生命的最后一刻，他还依恋不舍地说："我十二分惦念的是前方流血的战士，假使我还有一点支撑的力量，我一定要留在前方。"白求恩大夫用自己的生命实践了立志献身医药事业的崇高理想，为后世留下了宝贵的精神力量。

我国著名的妇产科专家林巧稚不是独身主义者，但她却终生未嫁。原因是，旧协和医院有条不成文的规定，女子结婚者即做自动退职论处，她为在协和争得一个中国女医生的地位，为了事业毅然牺牲了个人幸福，把一生都奉献给了医学事业。她曾说："我要像蚕一样，将最后一根丝都吐出来，贡献给国家，贡献给人民！"她为我国妇女和儿童的保健事业操劳一生，她亲手迎接了5万多个小生命来到这个世界。她临终前还一再嘱咐把她的遗体献给医学研究之用，这种伟大的献身精神至今依然为人们所传颂。

立志献身是每个医药工作者都应确立的崇高理想。社会主义医药工作的志向应该是全心全意地为人民防病治病，提供安全有效的药物，造福人类，献身于医药事业。只有具备这样志向的医药工作者，才能走向成功，才能积极地投身于社会主义的医药事业中，为医药事业的发展做出贡献。

3. 热爱药学事业的道德要求

（1）树立科学的、积极向上的人生观。人生观是人们对人生目的和人生意义的根本看法和态度。它决定一个人做人的标准，是把握人生方向、抉择人生道路的指南。对于药学工作者来说，进步的人生观是其矢志于医药事业的强大精神支柱。只有树立正确的人生观，才能真正体会到医药事业的崇高，才能明确人生的方向，懂得生命的价值，并为之不懈地奋斗；同时，只有确立了科学、进步的人生观，才能正确处理好个人与他人、个人与医学事业、个人与社会的关系，才能在人民需要的时候，为崇高的事业而献身。

（2）树立崇高、远大的理想。理想是人生最美好、崇高的追求，是人们向往的更高的目标。一个人只有树立起崇高、远大的理想，才能不断地超越自我、完善自我，以强大的内在动力鞭策自己走向成功的彼岸。一个有作为的医药工作者一定是树立了崇高、远大的理想，并把自己的理想同社会主义医药事业、同人民防病治病的需要紧密地联系在一起的。随着人类社会的发展，医学科学领域内有很多问题还未解决，摆在医药工作者面前的任务依然十分艰巨。作为一个医药工作者，要想在自己的工作中有所创新，不断前进，就必须树立远大的理想，不能安于现状，不能满足已有成绩，进而把祖国医药事业和防病治病的需要当成自己奋斗的目标，引导自己不断前行。

（3）服从组织的安排。任何一项事业的发展，都是在人们合理分工、共同协作的努力下获得的。医药事业也有教育、科研、生产、检验、经营、管理等诸多不同岗位，需要不同的人去完成各不相同的任务。这时就会产生个人愿望和社会需要的矛盾。当这种矛盾产生时，广大药学工作者应处理好个人利益和社会之间的关系，应根据医药事业的需要，服从组织的安排。并且要干一行爱一行，在组织安排的岗位上刻苦学习、勤奋工作，为满足广大人民防病治病的需要，为保障人民的健康发挥更大的作用。

（二） 勤奋求知，严谨治学

1. 勤奋求知是时代赋予的神圣使命

药学是一门学科，不仅涉及诸如药理、药剂、药化、生药等专业知识，而且涉及数学、理工、管理等其他众多学科的基础知识，甚至还会涉及一些新兴学科的内容。因此，药学工作者要想掌握药学科学，承担重任，就必须勤奋学习。我国历史上著名学者皇甫谧，在医学等诸多领域都建树颇丰，关键就在于他矢志苦学。由于家境贫寒，他一直过着半耕半读的生活。他白天田间劳动，晚上发愤攻读，冬闲时节，更是废寝忘食"不觉日夕"。皇甫谧43岁时得了风痹症，痛苦异常，但他仍"习览经方、手不释卷"，从而完成了多部颇有价值而流传后世的著作。李时珍在《本草纲目》的编写过程中，遍察名山大川，倾听各行业人的意见，参阅各种书籍800多种，历时27年，终于编撰成《本草纲目》。可以说，没有这种勤奋求知的精神，就不会有药学巨著《本草纲目》的问世。

勤奋求知也是药学人员的成才必由之路。正如郭沫若所说："形成天才的决定因素应当是勤奋。……有几分勤奋苦练，天资就能发挥几分。天资的充分发挥与个人的勤学苦练是成比例的。"现代科学之父——笛卡儿在1916年做了3个不相关联的梦，醒来让他从中形成了关于方法论和数学物理方面的基本概念；无独有偶，德国化学家凯库莱1865年的一天晚上，他在颠簸的马车上也做了一个梦，顿时猜出了碳链结合的秘密，领悟到苯分子的环状结构；还有类似就是俄国化学家门捷列夫，他在1869年的梦中终于看到了他日思夜想的元素周期表。这些伟大人物取得的成就表面上看都具有偶然性，但实质上反映确是他们勤奋不懈、孜孜以求的求知精神和具体实践。梦境，只能从另一个侧面说明，他们勤奋求知、日思夜想的极限状态。

2. 严谨治学是药学人员应有的基本素质

药物是用于防病治病的特殊产品，是关系到生命安危、生死攸关的大事。自古就有"用药如用刑"、"用药如用兵"之说。所以药品的特殊性首先决定了严谨治学是医药工作者必须具备的基本素质。我国古代的杰出医药学家无不极力强调要严谨治学。西晋时代著名医学家王叔和指出："医药为用，性命所系。"强调了医药学家的责任重大。东汉名医张仲景在诊察的过程中，更是一丝不苟，只要"一毫有疑，则改校以求验"。孙思邈也批判地指出，"世有愚者，读方三年，便谓天下无病可治；及治病三年，乃知天下无方可用"。李时珍重修本草，凡例必一一对正，可见严谨之风。其次，药学工作者只有确立了严谨治学的品质，才能更好地抓住事业发展中的机遇，进而取得更大成就。德国著名化学家李比希一生勤奋，成绩卓著，先后担任过基森、明兴两所大学的教授，在无机化学、有机化学等方面都做出了贡献。1823年，即他20岁的那年，从海藻中提取碘时，剩下一种深褐色的液体，他没有进行化学分析，就贴上"氯化碘"的标签放在一边了。3年以后，即1826年，法国青年学者波拉德做同样的实验，剩下同样的深褐色液体，并嗅到刺鼻的臭味，他对这种液体，进行了深入的研究，发现这种深褐色的液体是人们原来还没有认识的一种新元素——溴，并发表了论文。李比希读了波拉德的论文后，拍案惊呼，追悔莫及。于是，他小心翼翼地揭下那张写着"氯化碘"字样的标签，并将它贴在自己的床头，永远警戒自己。正是由于这次教训，养成了他一生严谨治学的优良工作作风，从而在以后的研究中，取得了卓越的成就。发明青霉素的英国细菌学家弗莱明，在一间潮湿闷热、灰尘很多的房子里做实验时，发现盖好的培养皿内葡萄球菌生长良好，而一个开了一点口子的培养皿情况异常，落进灰尘的地方生出了蓝绿色的霉菌，在它的周围葡萄球菌被溶化了。正是严谨治学的品质，让他发现了这一细小的变化，正是这一细小的变化创造了震惊世界的青霉素。

3. 勤奋求知，严谨治学的道德要求

（1）高度的事业心。事业对一个人如同生命中的盐，它是人生最富意义的价值追求。有了事业心，就有了勤奋求知的自觉动力。药学工作者只有热爱药学事业，树立了为药学事业献身的决心，才能激发出对药学知识的无限欲望，才能时时产生紧迫感和危机感，才能不断探求新知识，探索新领域。也只有具有这种高度的事业心，才能以人民的身体健康为重，进而逐步确立严谨治学的良好品质，确保药学工作者在事业中不断有所创新。

（2）吃苦耐劳的精神。勤奋学习的道德品质，突出地表现在药学工作者应该好学不倦，具有吃苦耐劳的精神。医药工作的特殊性、严肃性、艰巨性，都要求我们从业人员不辞辛苦，以苦为乐地面对困难的挑战。历代杰出的医药学家，都有一种超人的勤奋，他们都把吃苦耐劳、勤奋刻苦作为治学的基础。他们为了学习一门学科，或解决一个问题，往往废寝忘食，不知疲倦。这种精神是当代药学人员应当继承的优良作风，只有具备了这种作风和品质，才能以顽强的毅力不断攀登知识的高峰。

（3）生命不息，勤奋不止。人生有限，学无止境。随着药学科学的发展，药学知识的内涵越来越丰厚，药学科学和技术的更新周期也越来越短。同时，随着社会生活和社会环境的变迁，药品也随着人们的需求而需要不断创新。这就要求医药工作者必须有高度的求知欲，生命不息，勤奋不止。这不仅是适应现代药学工作的需要，也是适应社会竞争的需要。在社会主义市场经济条件下，药学行业也充满了竞争。广大药学工作者只有不断学习、不断充实自我，才可能在竞争中站稳脚跟。药学行业的特点和社会的现实决定了医药工作者需要有生命不息、勤奋不止的良好道德品质，永不停歇创新的脚步，永不磨灭攻克难关的意志，永不放弃再创辉煌的信念，用有限的生命为人类创造更多的幸福。

（三） 勇于探索， 开拓创新

1. 勇于探索是药学人员的美德

药学事业是一门技术性较强的行业，药学科学研究的任务即是探索事物的本质和规律，从这一角度讲，药学科学研究者就是医药科学技术的探索者。因此，是否具备勇于探索的精神是衡量药学工作者是否称职的重要标志之一，也是其能否取得事业成就的关键。勇于探索的精神是推动科技工作者冲破传统观念和习惯势力的束缚，不断研究新情况，解决新问题的精神动力。在我国历史上，从传说中的神农尝百草开始，历代医药学家的探索就从未停止过，如人们耳熟能详的李时珍为重修本草亲尝亲试。我国著名的蛇医药专家季德胜更是勇于探索的典范。为把祖传的蛇药秘方简化成一个服用方便、疗效更高的秘方，他先将原方中的药物一味味地鉴定，尝遍各种药物。他凭着直观和原始式的尝药方式，去粗存精、增良剔莠，反复筛选，确定每味药物的性能功效，反复交替在自己身上试用，让毒蛇咬伤自己的肩部、手臂、足趾等部位，再外敷内服自己配制的秘方，一次一次地鉴定自己配制蛇药的疗效。花了近十年心血，终于实现了他的夙愿。将秘方中的各种药物研成粉末，加药液调和，用手工做成直径 2.5 厘米、厚 0.5 厘米的黑色药饼，和一种状如梧桐籽的药丸，每个药饼和药丸都印有红色“季”字标记，亮出了驰名中外的“季德胜蛇药”的牌子。国外的医药学家也是如此。法国微生物学家巴斯德为医学研究工作做出了极其伟大的贡献。多年来，为了战胜狂犬病，他一直进行把疯狗的唾涎注射到健康的兔子身上的实验。一次，因为疯狗不肯直接去把兔子咬伤，巴斯德不顾个人安危，竟亲自用嘴通过吸管从疯狗口腔中吸取唾涎，再把唾涎注射到兔子身上，表现了医药科学中很高的道德精神境界。正是这种用于探索的精神，才不断推动了医药事业的前行。

当今，研制一种新药物是一个极其艰难的过程。一般情况下，一种新药的出现，从化合物的合成、筛选到动物和临床试验，再到批准上市，往往需要许多人几年、几十年，甚至几代人的努力才能实现。这就要求药学工作者必须具备勇于探索的精神，有了这种精神才能激发出坚忍不拔的毅力，才有可能为其所研究的内容带来创新。当今医药领域现在还有很多难题亟待攻破，一些困扰人们的疾病至今没有找到特殊有效药物可以完全治愈，这就更需要广大药学工作者继续发扬勇于探索的精神，不断地开拓创新。

2. 开拓创新是医药事业的生命

创新是一个民族进步的灵魂，是一个国家兴旺发达的不竭动力。开拓创新是一切科技工作者应具备的重要品质。只有具备了开拓创新精神，才能使我国的社会主义事业不断前进。医药事业的发展也是如此。医药科学技术能发展到今天的水平，正是广大医药科技工作者在具体的实践中不断开拓创新的结果。整个医药发展史就是一部医药科学技术的创新史。古往今来，许多医药学家用自己的实践向世人证明：开拓创新是医药事业的生命。

金代著名医药学家刘完素，在遵循古代良方的基础上不断创新，推动了中国中医药事业的发展。以至《四库全书总目提要》说："儒之门户分于宋，医之门户分于金元。"刘完素以《黄帝内经》为学术基础，他不但把《黄帝内经》中的关于火热病致病原因的内容选摘出来，加以阐释，还进一步丰富了《黄帝内经》的理论，如提出了"六气皆从火化"的观点，认为"风、寒、暑、湿、燥、火"六气都可以化生火热病邪，治病，尤其是治疗热性病的时候必须先明此理，才能处方用药。他所创方剂凉隔散、防风通圣散、天水散、双解散等，更是效验颇佳的著名方剂，至今仍被广泛应用。清代名医王清任，敢于疑古，注重实践，勇于创新，经过42年的研究与探索，著成《医林改错》，对古代脏腑的记载做了补充与改正，推翻了前人关于天花病因的胎毒说，认为是一种时行疾病，对活血化瘀有独特的见解，创制了几十种方剂，血府逐瘀汤，补阳还五汤等方剂到今天都很有实用价值。

我国药学科学家在防治血吸虫病方面的所取得的成就更是不断开拓创新的体现。血吸虫病在我国广大南方曾肆虐数千年，长期困扰着人民的生命安全。"一定要消灭血吸虫病"成为我国亿万人民的共同愿望。1918年药学科学家首先发现了3价有机锑化合物，酒石酸锑钾是第一个对日本血吸虫（血吸虫病的一种，我国是这一类型的发病区）有较好疗效的化学药物。但是其有很大的副作用，如剧烈呕吐等。因此我国的药学工作者又不断创新，研究合成了二巯基丁二钠和次没食子酸锑钠。但在后来又发现了锑剂对心脏毒性太大，所以继续进行非锑剂抗血吸虫病药的研究，开创了呋喃类药物，1962年合成的呋喃丙胺为我国首创对日本血吸虫有效的非锑剂药物，并创造了用杀虫药敌百虫治疗血吸虫病的新疗法。1977年又合成对血吸虫有优异疗效的吡喹酮。血吸虫病的治疗取得重大的突破，正是我国广大药学工作者开拓创新的结果。历代药学科学家的实践证明，开拓创新事关医药事业的生命。没有开拓创新的精神，就没有医药科学事业的发展，没有开拓创新更不会有名副其实的药学科技工作者。

3. 勇于探索，开拓创新的道德要求

（1）树立马克思主义的真理观和自然观。马克思主义认为，真理是客观的，客观物质世界是不断运动变化和发展的，且这种变化和发展是无限的。相对于客观物质世界而言，马克思主义认为，由于受历史条件等限制，人的主观认识能力是有一定限度的。因此，人类对事物规律的认识必然是一个不断发展的、无限的历史过程。树立马克思主义的真理观、自然观，就是要求药学科技工作者认识到科学技术的发展是不断深入、不断创新的无限过程，从而牢固树立探索创新观念，不断发扬开拓创新的精神。

（2）树立辩证唯物主义的成败观。药学科学技术工作是一项探索未知领域的开创性工作，在实践过程中不可避免地会遇到各种各样的挫折和失败。如果不能正确看待探索过程中的挫折和失败，势必将影响到事业的进一步发展。辩证唯物主义的成败观认为，失败和挫折中孕育着成功的因素，失败的意义在于证明当前方法的错误性，同时这也是走向成功的重要一步。只有树立了辩证唯物主义的成败观，药学工作者才能正视失败，才能化失败的情绪为前进的动力，才能在总结失败经验的基础上，不断前行，最终走向成功。

（3）增强社会责任感。医药科学事业是一项崇高的事业，事关全人类的身体健康和生命安全。药学科学研究是社会赋予医药工作者的神圣使命。所以广大药学工作者必须具有强烈的社会责任感，坚定为药学事业献身的信念。同时，是否具有强烈的社会责任感也是药学工作者思想是否成熟的重要标志之一。

（4）确立正确的成就观。药学科学技术的创新是一个艰难的过程。发明一个新药、弄清一个药物的作用机制，甚至改进一个药物剂型都不是一件容易的事。一个药学工作者也许花费了许多年的时间都不能有明显的成就，这就需要药学工作者有正确的成就观，对自己的工作能有正确的评价和认可，只有这样才能有信心不断地探索前进，开拓创新。

（四）严肃认真，一丝不苟

1. 严肃认真是药学人员必须遵守的行为准则

药品的使用对象是人，如果药品在研制、生产、经销、管理的过程中，缺乏严肃认真、一丝不苟的精神，就很可能对人民的身体健康乃至生命安全造成不可估量的损失。近些年来，由于药品问题给人类带来的危害早已让人谈之色变。

20世纪五六十年代，由于未对药品可能的副作用进行仔细检验，联邦德国发生了震惊全世界的“反应停事件”。“反应停”（药品名：沙利度胺）1957年首先在西德上市，是一种治疗妊娠妇女呕吐的处方药。由于很多人吃了这种药后，恶心的症状的确得到了明显的改善，于是它成了“孕妇的理想选择”（当时的广告用语）。因此，“反应停”被大量生产、销售。在联邦德国的某些州，患者甚至不需要医生处方就能购买到“反应停”。但随之而来的是，许多出生的婴儿都是短肢畸形，形同海豹，被称为“海豹肢畸形”。1961年，这种症状终于被证实是孕妇服用“反应停”所导致的。于是，该药被禁用，然而，受其影响的婴儿仅联邦德国多达1.2万名。2006年我国的鱼腥草注射剂事件也再次发出警示，医药工作者必须严肃认真，一丝不苟。2006年4月8日，湖北省汉阳一名3岁小孩在静脉滴注鱼腥草注射液后死亡；5月22日，广州艺术圈内一位小有名气的年轻才俊不幸逝世，终年只有47岁。就在22日早上，这位艺术家还只是感觉有点喉咙痛、发烧，但在医务所打了鱼腥草药剂后，就再也没有走出来。短短的一两年内，在付出了数条人命的代价后，鱼腥草注射液被紧急叫停。实际上，鱼腥草注射液可能会引起严重不良反应，早在1988年就引起专家的注意了，但由于相关药学工作者不够严肃认真，疏忽了对这一制剂的进一步检测和研究，结果付出了生命的代价。

其实，我国历代医药学家很早就强调医药工作需严肃认真、一丝不苟。例如，《本草类方》一书就曾说：“夫用药如用刑，误即便隔死生……盖人命一死不可复生，故须如此详谨，用药亦然……庸下之流，孟浪乱施汤剂，逡巡便至危殆，如此杀人，何太容易？”

又如，据《霏雪录》记载："葛可久，姑苏人，治方脉术，与丹溪朱彦修齐名，尝炒大黄过焦，悉弃不用，其谨如此。"再如，南宋名医李杲曾说："处方用药，不得草率从事，或似懂非懂，误人性命"，"汤药一物，少有乖谬，便性命及之"，故宜"深思戒慎"。

新中国成立以后，党和国家非常重视药品的质量，制定了《药品管理法》等一系列相关法律法规，强化了对药品的生产、经营、管理和使用等各个方面的监督管理，并把对药品的严格的、科学的监督管理，纳入到法律的框架中，从而更加有效地保证了人民用药的安全和有效，维护了人民群众的切身利益。

由此可见，严肃认真、一丝不苟既是药学的优良传统，又是广大药学工作者必须认真对待的问题，否则，将是生命的代价。

2. 一丝不苟是药学人员的优良工作作风

药品的特殊性不但要求药学工作者在具体工作中要严肃认真，更要求他们在工作的具体细节上要做到一丝不苟。在药品生产、经营和使用过程中，许多差错事故的发生，往往不是技术问题，而是由于工作人员粗心大意，缺乏一丝不苟的优良工作作风而造成的。

近年来，药学领域由于医药人员的粗心大意而酿成的悲剧屡见不鲜。例如，某医院在一产妇生产过程中，给其滴用催产素。按照规定，医生给患者滴用催产素，应从0.5%的浓度开始滴，如要增加浓度，需经过严密观察。但某不负责的医生为产妇使用催产素时剂量比较随意，结果由于催产素剂量过大，致使产妇大出血死亡。此事故最终被鉴定为一级甲等医疗事故。再如，某患者因癫痫病发作，医生开的处方是水合氯醛3.0克加水50毫升灌肠，交给患者家属取药。药剂人员粗心大意把3.0克水合氯醛错当成30克，患者又将药品交给护士配制，护士竟在未经核对的情况下用于患者身上，仅20分钟后患者中毒死亡。由此可见，药学工作人员在工作中一丝不苟的重要性。

3. 严肃认真，一丝不苟的道德要求

(1) 认真求实，不做虚假。药学领域的各个环节都要求药学工作人员具备严肃的、严格的、严谨的工作态度和工作作风。这种作风，首先要求药学工作者要在工作中做到忠于客观事实，绝不弄虚作假。具体来讲，就是在工作中，绝不以次充好，以假作真；绝不随意夸大药物的作用，也不随意隐瞒药物的毒副作用；坚持好就是好，差就是差，合格就是合格，不合格就是不合格。简言之，坚持一切从事实出发，一切从保障人民健康出发，认真求实，不做虚假。

(2) 认真操作，绝不敷衍了事。认真操作，尽职尽责是保障药品安全的基础。研制过程中的认真操作关系到药品研发的成功，生产过程的认真操作关系到药品的质量，仓储过程中的认真操作关系到药品的安全和效用，使用过程中的认真操作，更关系到患者的健康和生命。所以，药学工作的任何环节都要求认真操作，决不能敷衍了事。否则，将产生严重后果。

(3) 认真检查，防微杜渐。药物事关病人的健康与生命安全，因此药学工作者在工作中是认真负责还是疏忽大意，是性命攸关的大事。因此，要做到严肃认真，一丝不苟，减少事故的发生，药学工作者就必须在工作中认真检查工作的每一个环节和每一个细节，让问题暴露在药品使用之前。只有这样才能真正做到对人民的身体健康和生命负责，只有这样才能真正体现药学的道德所在。

（五）谦虚谨慎，团结协作

1. 谦虚谨慎是成才的思想基础

谦虚谨慎是医药道德的一条重要的行为准则，是药学工作者成才的思想基础，也是社会主义药学职业道德对医药人员的基本要求。谦虚不是自卑，也不是虚伪的客气，而是一种虚怀若谷的精神和态度。谨慎也是一种为人的态度和作风，强调做事的认真和周全考虑。谦虚谨慎作为药学职业道德规范的内容，旨在要求药学工作人员在工作中要谦恭、虚心、自信而不自满；要严于律己，宽以待人，尊重同行，勇于承认和改正自己的错误。谦虚谨慎作为一种社会美德，在我国医药历史上被历代以医学家所提倡。孙思邈在《千金要方·大医精诚论》一书中将偶然治愈一病而自以为"天下无双"的医生比喻为"病入膏肓"，似不可救药的病人一样。明代陈实功认为对待同道，应该抱"谦和谨慎"的态度，"年尊者恭敬之，有学者师事之，骄傲者逊让之，不及者荐拔之"。美国医药学家瓦克斯曼领导他的研究生在科研中发现了链霉素，但在后来发表这一成果时，他却将自己的名字署在了几个学生的后面。尽管科学界依然肯定他的决定性贡献，将1952年的诺贝尔生理学或医学奖授予了他，但是这件事却凸显了这位医药学家的谦虚礼让的高尚品德。1973年，美国著名科学家赛宾在美国科学院的一次集会上宣布，他发现了疱疹病毒可以引发某些人体的肿瘤。但一年后，他在一次研究班上郑重声明收回之前发表的这一论点及材料，因为这个实验后不能重复做出，无法证实其可靠性，而且他把这一声明发表在美国科学院报上。这种勇于承认错误并修正错误的行为，正是一个人谦虚谨慎的道德体现。

2. 团结协作是事业发展的必要条件

随着科学技术的不断发展，科技、生产活动的规模和组织形式也在不断扩大和变化，科技、生产活动方式也逐渐由个体劳动发展成为一种社会化的集体劳动。在现代医药的科技活动中，如果要发明一种新药，必然要涉及药物化学、药理学、药物分析、药剂学、医学等诸多学科，需要各方面的专家齐心协力的合作，甚至有的还要国与国之间的合作。例如，1990年美国国会决定用30亿美元实施人类基因组计划。目的在于了解人类所有的基因，搞清楚这些基因在基因组中的位置，即"基因地位"；同时把每个基因都标在一张图上，形成"基因作图"；以及把基因组所有基因的基本结构——"DNA序列"搞清楚，最终解读遗传密码。这项伟大的工程是在美国、英国、日本、法国、德国、中国6个国家的团结合作下才最终问世的，这就是2000年6月26日公布的人类基因组序图谱草图。由此可见团结协作对药学事业发展的重要意义。

依靠一个专业研究者的个人奋斗就能完成药品生产全过程的时代已经过去了，科学技术的发展要求团结协作的精神。也只有团结协作起来，发挥科技人员在科研中的互补作用和群体智力的"链式反应"，才能激发出更多的创造力，才能促进他们多出成果、快出成果。因此，团结协作已经成为药学事业发展的必要条件。

3. 谦虚谨慎、团结协作精神的道德要求

（1）要正确评价自己。一个人只有正确、客观地评价自己，才能不断发现自己的不足，才能在与人共事的过程中体现出谦虚谨慎的美德。《孙子兵法》说："知己知彼，百战百胜。"正确地对待自己，客观地看待事物，也是一个药学工作者取得事业成功的重要保障。但真正做到正确评价自己并非易事，这需要从日常工作生活中的点滴小事做起，时刻提醒自己不骄不躁，不自暴自弃，进而使这种美好品德形成一种职业习惯。

（2）勇于修正错误。人无完人，每个人都需要一面镜子，不断对照完善自己，而这面镜子就是别人。因此，虚心听取他人意见，勇于修正自己的不足，不仅是一种美德，更是不断完善自我，不断有所进步的重要保障。古人常说的“满招损，谦受益”，其道理就是如此。因此，人们在开拓创新的工作中一定要保持谦虚谨慎的优良美德，永不满足，不断超越自己。

（3）虚心向他人学习。古人云：“三人行，必有我师焉。”这种虚心向他人学习的品质在今天尤其显得非常必要。因为在科学技术迅速发展的今天，一个人所需的知识和能力都不可能完全通过自我的学习而获得。这就需要我们除了学习书本知识、社会知识外，还得学习他人身上的一切优秀品质、美好的个性特征和科学技能。而虚心向他人学习这种方式，在现实生活中也更加的便利和快捷。在向他人学习的过程中，要注意以诚相待，虚心诚恳，更要不耻下问。总之，药学工作者应在向他人学习中不断提高自身素质，为药学事业多做贡献。

（六）平等待人，文明服务

1. 平等待人是高尚药德的表现

所谓平等待人，一是要求药学工作者在指导患者用药上要一视同仁，严格从病人的实际情况出发，按照科学原则办事，不能将药品的使用作为阿谀奉承的资本和手段；二是要求药学工作者在对待患者的态度上要一视同仁，不能对普通人民群众冷若冰霜，而对有权势者笑脸相迎。

平等待人作为社会主义药学职业道德的规范，一方面反映了社会主义生产关系的要求，是高尚道德的表现；另一方面也是我国药学传统美德的传承和弘扬。首先，社会主义生产资料的公有制决定了在社会主义条件下人与人之间是一种平等的关系，这就要求药学工作者必须一视同仁。其次，平等待人、普同一等也是中国传统药学的美德。我国古代传统的医药学家，从朴素的人道主义感情出发，认为医术是仁术，主张“博施济众”，强调对病人都要关心、体贴、爱护。同时强调，对待病人应不分贫富贵贱，普同一等，施以医药。如孙思邈所说：“若有疾厄来求救者，不得问其贵贱贫富，长幼妍媸，怨亲善友，华夷愚智，普同一等，皆如至亲之想。”这些传统的朴素的医药道德规范，为历代医学家所遵循，在社会主义的今天更应该传承。

2. 文明服务是良好的药德行为的体现

文明服务是在新的历史时期全社会积极倡导的良好工作作风，是社会的一般道德要求在药学行业的具体体现。文明服务的提倡，既体现了社会进步的风貌，也是广大人民群众的现实需求。药学领域是社会的一个特殊领域，它的服务质量和服务水平等细节问题，貌似微小，却联系着人民群众的身心健康。一个微笑，一句关怀，也许可以给患者带来更大安慰和精神支持。因此，文明服务非常重要。

在药学工作中，文明服务具体应该做到：尊重他人、态度和蔼、不烦不躁、言语文明、操作规范、作风严谨、工作有序。文明服务决不单纯是一种手段和服务形式的问题，文明服务要求的是，药学工作者真切地从患者的角度出发，设身处地为患者着想，急病人之所急，想病人之所想，把工作落实到每一个细节中。

文明服务看似简单，做好却并非易事。这就要求广大的药学工作者，一方面要不断加强自己对药学事业的热爱，加强全心全意为人民服务的意识；另一方面要从工作的点滴做起，时刻以药学职业道德规范为镜子，使自己的文明服务成为一种自然的职业习惯，从而保障文明服务落到实处。

3. 平等待人，文明服务的道德要求

（1）平等待人。平等待人是建立一切良好人际关系的前提。没有平等待人的道德行为就难以形成友好、和谐的人际关系。医药人员与患者、医药人员之间，尽管存在个体的差异及分工不同，但在人格上都是平等的。确立和实践这种平等关系既是社会主义制度和社会主义道德的必然要求，也是药学行业本身道德规范的要求。首先，确立和实践平等待人的道德品质，有利于药学行业形成良好的工作秩序和和谐的行业氛围；其次，由于药学行业服务对象的特殊性，确立和实践平等待人的道德习惯，有利于缓和医药人员同患者之间的矛盾，有利于社会的进一步和谐。

（2）行为文明。社会的文明行为是社会良好风尚的表现，反映了社会的道德状态和道德水平。行为文明也是处理好人际关系的重要保障。就药学行业而言，行为文明不但有利于树立良好的药学职业道德形象，而且有利于处理好各群体之间的关系，保障药学行业顺畅的工作秩序。

（七）廉洁奉公，不谋私利

1. 廉洁奉公、不谋私利是药学人员必备的道德情操

药学事业肩负着防病治病，解除病人疾苦，保障人民身体健康的重大责任，同时也头戴救死扶伤的亮丽光环。在这一特殊的行业中，腐败问题尤其不能被人民所接受。所以，广大药学工作者必须具备廉洁奉公、不谋私利的道德情操。

廉洁奉公、不谋私利是我国药学的优良道德传统。在我国药学发展的历史上，历代医药学家都坚守着这条道德准则。例如，《医德十二箴》中讲到：“医之处世，惟以救人，非为利己，乃业之本旨也。不思安逸，不图名利，惟希舍己以救人，保全人之生命，医疗人之疾病，宽解人之苦患，其外非所务矣。”又如，《仪真县志》对当时医者的记载：“对于财，宁可清贫自守，不义之财当即谢绝而不受。”古代医药学家的这些美好药学职业道德，今天对药学工作者依然具有良好的典范和警示作用。

在药品市场日益活跃的今天，药学工作者应更好地继承廉洁奉公、不谋私利的优良品质，维护药学行业和药学人员的良好名声。

2. 廉洁奉公、不谋私利是药学人员必须遵守的行为准则

当今医药行业被人们喻为“黄金产业”，一些道德水平不高的医药人员将自己的职业当作捞钱的手段，而忘记了医药济世救人和为人民服务的根本。一些药学工作人员利用手中的职权，在药品的生产、经营和使用中获取不当利益，甚至索要患者的钱财。这些行为的存在，一方面会在某种程度上影响到药品的质量，涉及药品的安全；另一方面会在很大程度上损害药学行业的整体形象，不利于药学行业的进一步发展。所以，继续大力提倡和弘扬廉洁奉公、不谋私利的药学职业道德规范，并以此约束广大药学工作者的行为，在21世纪的今天，具有重要的现实意义。

3. 廉洁奉公、不谋私利的道德要求

（1）不贪赃枉法，要过好“金钱关”。在药学领域的一些岗位上，药学工作者面临着很多金钱的诱惑。这就需要药学工作者时刻以药学职业道德规范警示自己，以纪律原则约束自己，严格按照原则办事，绝不利用职务之便，贪赃枉法，攫取利益。只有这样才能确保药品的质量安全，才能确保人民的健康安全。

（2）不徇私情，过好“人情关”。医药事业是为人民服务的事业，为一己之利，必然有损于人民的利益。对于药学工作者来说，由于药品的特殊性，不徇私情更加重要。如果以权谋私，为所谓的“人情”乱开一些禁药或限量销售的毒、麻药等，必然会扰乱正常的药品市场秩序，给社会生活造成影响。所以，在工作中要认真履行自己的职责，自觉抵制行业的不正之风。

（3）安贫乐道，过好“苦乐关”。许多药学工作者在日常的工作中，一方面面对着金钱的诱惑，另一方面又受困于自我经济收入的不足。这种情况下，就要求其必须时刻牢记药学职业道德规范，追求正当财富的来源，坚决杜绝用手中职权和工作之便，为己谋私利。所以，药学工作人员还应该过好“苦乐关”。

三、 作用

药学职业道德规范的目的在于，通过规范药学工作人员的行为，从而为保障人民的健康服务。因此，它的作用主要体现在以下3个方面。

1. 约束作用

药学职业道德规范的制定，就药学工作的不同岗位，对广大药学工作者日常实践行为提出了比较具体而又特殊的道德要求。它是社会主义药学工作者必须共同遵守的行为准则。药学职业道德一方面约束着广大药学工作者的行为，另一方面也明确了其工作努力的方向和行为选择遵循的道德标准。

2. 协调作用

广大药学工作者在研制、生产、经营、管理和使用等实践活动中，需要处理好个人与患者之间、药学人员相互间、个人与集体之间，以及药学部门与整个社会之间的关系。药学职业道德规范的重要作用也体现在对这些关系的协调方面。药学职业道德规范确立了处理这些关系的标准和尺度，从而使药学工作的各领域能够和谐有序地发展。

3. 评价作用

药学职业道德是一定社会或阶级对药学工作者道德行为基本要求的概括，是衡量药学人员道德水平高低标准和进行道德评价的尺度。药学职业道德规范既是药学人员应当履行的职业道德，又是判断药学工作者行为是非对错的标准。此外，药学职业道德规范反映了人民大众对药学工作者的要求，是社会广大人民群众意志和利益的集中体现。因此，这种评价药学工作人员行为善恶的标准，具有广泛的群众性和科学性。

第三节 药学职业道德的基本范畴

一、 含义

道德范畴是反映和概括人类道德的各种现象及其特性、关系等方面本质的基本概念。它包括3个层面的内容：①道德的社会性、发展规律和社会作用的所有概念；②反映和概括道德的意识现象、规范现象和活动现象的所有概念；③反映个体道德行为和道德品质的所有概念。作为伦理学的道德范畴，一般来说，要同时具备3个特征：第一，它们必须反映个人与社会和他人之间最本质、最普遍的道德关系的基本概念；第二，它们必须体现一定社会整体对人们的道德要求；第三，它们必须是作为一种信念存在于人们内心，并能时时指挥和制约人们的行为。凡是不具备或不完全具备这3个特点的道德范畴都不宜看作伦理学规范体系的道德范畴。

药学职业道德范畴是一般道德范畴在药学职业活动中的应用，也可以说是一般道德范畴和医药职业实践相结合的产物，是药学职业道德实践的高度概括和总结。它既是药学职业道德规范体系的内容，又是药学职业道德规范的补充，其内容受药学职业道德原则的统帅和制约。药学职业道德范畴告诉药学工作者在何种范围内是道德的或不道德的，促使药学工作者在医药工作实践中自觉尽到道德责任。

社会主义药学范畴则是人们对社会主义药学职业道德最普遍、最本质关系的概括和反映。社会主义药学职业道德的范畴是在继承祖国传统药学职业道德范畴的基础上，根据伦理学中的一般范畴的原理，结合药学工作的实践而形成的自己独特的范畴。

二、 内容

（一） 良心与尊严

1. 良心

（1）良心的定义及本质。良心是与义务密切联系的道德范畴，是一种被人们自觉意识到并隐藏于内心深处的使命、职责和任务，是人们在履行对他人、对社会的义务过程中形成的一种强烈的道德意识。良心范畴的本质可以做以下3个方面的理解。

① 良心是随着社会生活的发展而形成的一种意识。良心范畴的实质就在于它是个人对社会、对他人的义务关系在人们自我意识中的自觉反映。随着人们在社会生活中自我意识的不断提高，人们逐渐清晰地意识到个人在群体或社会生活中应负有某些职责或使命，进而在内心里逐渐形成应当履行某些义务的责任感，以及依据社会要求评价自己行为善恶的能力，由此形成了人们的道德良心。

② 良心是对社会道德关系的自觉反映。无论是个人的良心或是作为社会集体的共同的良心，都是特定的社会道德关系的自觉反映。正如马克思所说："良心是由人的知识和全部生活方式来决定的。"具体而言，首先，道德责任感作为良心的重要方面，是人们在体验和认识到自己对社会和他人的义务中产生和形成的，因此可以说，如果不存在人与人

之间的道德关系，就不可能形成道德责任感；其次，良心作为自我评价的道德原则和道德规范，是对一定社会或阶级道德要求的反映，没有一定社会或阶级的道德要求的存在，就不可能形成人们道德上的自我评价能力。

③ 良心对个人行为的调节作用受具体社会关系的制约。首先，良心是否能够调节个人行为，不仅取决于当时社会的道德状况，更取决于当时的社会经济和政治关系。如果人们内心的道德责任感符合当时社会的道德状况和经济、政治关系，那么，良心就可以充分发挥对个人行为的调节作用，并形成良好的道德行为；反之，人们就可能做不道德的事，使良心和道德背道而驰。其次，良心对个人行为的评价最终还要通过社会实践来检验。良心对个人行为的判断，只是从自我认识出发对道德行为的初次判断，这种判断是否正确，最终还得在社会道德关系和道德活动进行检验。

就药学职业道德中的良心范畴的本质而言，它是药学职业道德工作者在履行自己职责的过程中形成的对他人和社会应尽义务的自觉反映，是在内心深处形成的一种强烈的道德责任感。

（2）良心范畴在药学职业道德行为中的作用。良心范畴在药学职业道德行为过程中有重要作用，主要表现在以下 3 个方面。

① 良心在行为发生前，对行为选择的动机起着检查作用。药学工作者在履行职责的过程中，在采取具体行动之前，总是要从某种动机出发，对行为进行选择。这时良心的作用便开始发挥。它会依据具体的道德要求，对行为动机进行自我检查，对符合道德要求的动机给予肯定，对不符合道德要求的动机给予抑制或否定，从而保障确立正确的行为动机。

② 良心在行为进行过程中，起着监督作用。在药学工作者具体行为的进行中，良心起着监督作用。它对药学工作者的情感、意志、信念及行为方式和手段，进行监督和辨别，对符合道德要求的情感、意志、信念及行为方式和手段，予以激励和强化；对不符合要求的情感、欲念和冲动等，则予以纠正和克服。特别是在行为过程中，出现认识错误、情欲干扰、方式和手段失当时，良心便能够纠正自己某种自私欲念和偏颇情感，改变其行为的方式和方向，以避免产生不良后果，这就是人们常说的“良心的发现”。

③ 良心在行为后，对行为的后果起着反思作用。良心在人们的行为过程中，会对履行道德义务并产生良好结果的行为感到满足和欣慰；反之，也会在内心谴责自己，对自己感到不满。对于药学工作者来说，由于直接关系人民的身体健康，因此对良心的这种作用体会更深。良心的这种反思作用，最终将促使药学工作者不断规范和改正自己的行为，使其符合良心范畴的要求。

（3）良心的道德要求。

① 强烈的道德责任感。强烈的道德责任感既是良心的重要方面，又是良心必然的道德要求。这种情感建立在热爱药学事业的基础上，是对药学工作的使命和责任深刻认识的反映。受这种情感的驱使，就能把药学事业看成和人民的生命攸关的崇高事业，就能为这个事业勤奋进取，甚至献身。

② 不断的自省能力。良心也是人们意识中的自我评价方式。药学职业道德中的良心，是医药工作者以高度负责精神，对自己行为的善恶价值进行自我判断和评价。一个人良心的养成，需要从生活工作的点滴做起，在生活工作中不断地省察自己，不断地对自己提出“这样做会有什么后果”等问题，从而养成药学职业道德所需要的良心范畴。

2. 尊严

（1）尊严的含义及内容。尊严是药学职业道德的重要范畴，是和荣誉范畴相关联的道德意识和道德心理概念。尊严作为个人意识，是指个人对自己或自己行为的社会价值的自我肯定；作为个人情感和心理，是指个人由于认识到自己存在和自己行为的社会价值而产生的自尊心和尊严感。

药学职业道德的尊严是指药学工作者在履行自我职责的过程中，由于认识到自己所从事事业的价值而产生的光荣感、自尊心或尊严感。它的内容主要有以下几个方面。

① 对药学事业要有自尊心和自信心。药学工作者要认识到自己所从事的药学事业是一项崇高的事业，是一项具有重要社会作用和价值的事业，并由此确立自己的自尊心。同时，药学工作者还要有坚定的自信心，勤奋好学，兢兢业业，谨慎认真地做好本职工作。一个人事业的成功，必须建立在有自尊心和自信心的基础之上，药学工作者更是如此。

② 不能妄自菲薄，失去人格尊严。药学工作者在工作实践中必然会遇到各式各样的困难，这时不可自暴自弃、妄自菲薄，失去人格的尊严。药学工作者要始终坚信自己的事业是有利于人民和社会的伟大事业，具有重要的社会价值和意义。要树立坚定的信念，带着自豪感、光荣感来从事自己的工作。即使遇到困难，也要在这种信念的指导下，顽强地克服困难，推动事业的前进。

③ 追求真理，做到正直、公正。药学事业事关人民的健康和生命安危，责任重大。因此，每一名药学工作者都应树立坚持真理、正直、公正的高尚品格，时刻以维护人民的健康利益作为事业的出发点和落脚点，决不能利欲熏心、欺骗或坑害人民，否则自我的尊严就荡然无存。

（2）尊严的作用。

① 对个人行为有控制和支配作用。药学工作者确立了尊严，就会产生自尊心与自豪感，在具体的工作实践中，引导其努力工作、谨慎认真、热忱服务，即通过自我的行为实践来维护这种职业的尊严。因此尊严能够促使药学工作者在工作中选择符合尊严的行为。

② 调节药学人员与他人之间，药学人员同社会之间的关系。尊严感能促使药学工作者在具体的工作中，正确处理同行之间、与病患之间及与社会之间的关系。它能够促使药学工作者为维护和实践自我的尊严而认真负责地工作，并自觉按照药学职业道德的规范处理工作中的各种关系。

③ 在国际交流中维护国家和行业的尊严。尊严在改革开放的今天更具现实意义。它要求广大药学工作者在对外的技术、人才等各方面交流中，要时刻维护国家、民族和药学行业的尊严，不能崇洋媚外，丧失国格人格，更不能做损害人民利益的事情。

总之，尊严对药学工作者个人品德的修养、个人行为实践，以及处理工作中的各种关系都具有重要的作用和意义。

（3）尊严的道德要求。

① 自尊、自信、自强。尊重自己是获得尊严的前提。但是，对于药学工作者，要想有尊严并保持尊严，还必须在自信的基础上，不断进取，努力奋斗，不断提升自己的业务水平和服务水平，即自强起来。只有这样才能真正拥有尊严。

② 团结协作、互尊互爱。只有尊重别人，才能获得别人的尊重，所以尊严的获得是相互的事情。这就要求药学工作者在具体的工作实践中，要尊重每一个同事，尊重每一个

患者，主动协调人与人之间的关系，只有这样才能获得别人的尊重，进而收获尊严。

（二）责任与义务

1. 责任

（1）责任的含义与内容。责任是一定社会或阶级，基于特定的社会历史条件，对社会生活中的个人应做事情及其必要性的表述。责任范畴源于社会现实关系。正如马克思主义伦理学所认为的，在人们的社会交往中，之所以存在这样那样的责任关系，是由社会物质生活条件及人们在相应社会关系中所处的地位决定的。

药学职业道德范畴中的责任是指药学工作者对患者、对同行、对社会应尽的义务，以及对这种义务的认识。药学工作者只有明确了自己的道德责任，才能产生强烈的责任感，才能形成指导行为实践的自觉动力。药学职业道德范畴的责任，是从药学工作者与服务对象及与社会的关系中产生出来的，是社会道德责任感在药学领域的具体体现和反映，它既是药学工作者对其服务对象和社会所负的道德责任，又是药学职业道德原则和规范对药学工作者的具体要求。药学职业道德范畴中的责任主要包括三方面内容。

① 热爱药学事业。药学事业是十分崇高的事业。凡是选择了以药学为职业的人都应该无限热爱自己所从事的职业，在事实和道义上都要履行为患者健康服务的义务。药学人员工作的根本目的是防病治病，保障人民身体健康，要实现这一根本目的，就必须热爱医药事业，具有高度的事业心和责任心。

② 具有高度的使命感。药学工作者应把为病患服务看作应尽的道德义务，而不能看作对患者的慈悲、怜悯，更不能当作谋取私利的手段。具有高度的使命感，忠于职守、为人民健康服务，这是社会主义药学职业道德的基本要求。药学工作者应当把解除患者的痛苦看作义不容辞的道德使命，并认真负责、一丝不苟地去完成。

③ 把履行对人和对社会的道德责任统一起来。在我国医药史上，有许多医药学家提倡把“救人”与“济世”统一起来，对人民的健康和社会进步起了一定的积极的作用。在社会主义条件下，药学工作者更应该把两种道德责任统一起来。这就要求药学工作者在具体工作中要确立对这两种责任关系的正确认识，即首先对病人负责就是对社会负责，只有使广大人民有强健的身体，充沛的精力，社会主义的现代化建设才能有更多的人力支持；同时社会主义医药事业的发展，也会为保障人民身体健康提供更多的支持。

（2）责任的作用。

① 有利于增强药学工作者的使命感。药学工作者明确了自己的道德责任，就明确了自己工作的方向和任务，就会产生发自内心的自我要求，成为努力工作、积极进取的自觉动力。一个道德责任感很强的药学工作者，即使在无人监督，没有任何社会强制压力的情况下，也能自觉履行自己的道德责任。例如，云南省大理医学院教师、全国政协委员李树楠同志，在青年时被错划为“右派”下放农村。20多年中，李树楠同志从未动摇过献身医药事业的信念和追求，仍然进行医药学研究。正是在这种强烈道德责任感的驱使下，他终于成功研究了对烧伤、创伤有较好疗效的新药“康复新”，为人民健康做出了自己的贡献。

② 有利于培养药学人员的事业心，使药学人员个人的兴趣爱好与社会需求统一起来。药学人员在履行道德责任的过程中，有时会遇到个人兴趣和愿望同具体工作实际之间的矛盾，如工作岗位不符合自己的理想，参加的科研项目不符合自己的兴趣等。这时，就要求

广大药学工作者要从道德责任出发，为了人民防病治病的需要，自觉服从工作需要。这就是道德责任作用的体现。

2. 义务

（1）义务的含义。义务是指一定社会中的个人或团体，在一定的信念和道德感的驱使下，需要自觉承担的对他人及社会的责任。

药学职业道德范畴中的义务是指广大药学工作者在药学职业道德责任感的驱使下，需要自觉承担的对病患、对他人及对社会的责任。

（2）药学职业道德范畴中义务的内容。

① 为人民防病治病的义务。实行社会主义人道主义的救死扶伤，是药学工作者必须遵守的基本道德原则。保障人民身体健康，全心全意为人民防病治病，是药学工作者的一切工作的出发点和落脚点。所以，只要选择了药学这一职业，就必须承担为病人治病的义务。

② 对病人解释说明的义务。药品是一种特殊的商品，药品的使用过程除了慎重之外，还应当对病人做到信息透明。病患有权知晓自己所用药品的名称、原理、使用规则、注意事项，以及药学工作者选择这种药品的理由。这既是病人的权利，又是药学工作者的义务。

③ 为病人保守秘密的义务。为病人保守秘密，是尊重病人的体现，也是药学工作者的必备素质。由于治疗的需要，病人向医药工作者提供的全面的病情状况，这其中就有可能涉及各种个人隐私问题。从药学职业道德层面讲，药学工作者不能随意暴露病人的隐私，更不能以此作为闲谈的资本，任意宣扬。这是对病人的基本尊重，也是最基本的药学职业道德。

④ 应承担的社会义务。我国是社会主义的国家，药学工作者具有救死扶伤、实行革命人道主义的责任，因此理应承担社会义务。药学工作者应承担的社会义务主要有预防保健义务、宣传普及医药科学知识的义务、发展药学科学的义务等。

（三）荣誉与信誉

1. 荣誉

在伦理学中，荣誉就是对道德行为的社会价值所做出的客观评价和主观意向。它包括两个方面的含义：一方面是指社会用以评价人们行为的价值尺度，即一定社会或集团对人们履行道德行为的肯定和褒奖；另一方面是指对个人行为的社会价值的自我意识，即个人对自我履行道德行为的价值肯定，体现为个人内在的荣誉感。这两方面是相互联系和相互影响的。

（1）荣誉的含义。药学职业道德范畴的荣誉是指药学工作者履行了对社会和患者应尽的责任后，得到的社会和患者的赞扬和肯定，同时也指药学工作者在此过程中感觉到的个人荣誉感。

荣誉是一个历史范畴，不同时代、阶级和社会对荣誉有着不同的理解。正如恩格斯所说：“每个社会集团都有他自己的荣辱观。”在封建社会里，荣誉是同权力联系在一起的，权力越多，荣誉也就越大。在资本主义社会里，资产阶级把荣誉归结为金钱、财富，谁的财富越多，谁的荣誉就越大。社会主义的荣誉观和一切剥削阶级的荣誉观是根本对立的。

社会主义的荣誉观是与社会主义道德联系在一起的，它的显著特点是以集体主义为基础。在社会主义条件下，评定人们荣誉的尺度不再是权力和财富，而是诚实的劳动和对社会主义事业的贡献，乃至对世界和平发展的贡献。在此情况下，社会主义医药人员的正确荣誉观就是把保障人民身体健康和为药学事业的发展做出贡献作为最大的荣誉。具体而言，就是通过忠实履行自己对社会、对病患的道德义务，用自己的诚实的劳动去赢得人民和社会的赞誉和肯定。

（2）荣誉的作用。

① 荣誉对药学人员的道德行为起社会评价作用。荣誉通过社会舆论对药学人员的道德行为做出社会评价。这种评价以社会舆论为媒介，通过社会舆论来表现社会支持什么，反对什么，促使药学人员关心自己行为的社会效果，进而促使其努力工作，全心全意地为人民健康服务。

② 荣誉能够培养个人的耻辱感与自尊心。荣誉可以使药学工作者在具体的工作实践中，明确什么是荣誉，什么是耻辱，并促使其不断地通过诚实劳动使自己获得荣誉，坚决避免损害集体或他人利益的可耻行为。同时，荣誉的获得也会增强一个人的自尊心和自信心，会更好地鞭策药学工作者时刻以全心全意为人民防病治病为己任，将本职工作做好。

③ 荣誉是一种精神力量。它总是在一定条件下，对社会物质生活的发展，具有积极的或消极的影响。争取荣誉、避免耻辱，是人们共同的心理。因此，关心荣誉就会促使广大药学工作者努力工作，热诚服务，取得社会和患者对自己的赞扬和肯定。而个人荣誉获得的同时，也相应地为社会的发展做出了贡献，有利于社会物质文化的进一步发展。同时药学人员必须树立正确的荣誉观。在荣誉面前应该谦虚谨慎，把荣誉当作更好地为人民健康服务的动力，当作对自己辛勤劳动尽职尽责的一种承认和鼓励，当作对过去工作的一种总结和评价，决不能把荣誉看作自己努力工作的最终目的。荣誉不是资本，也不是交换筹码，而是鞭策药学人员不断前进的一种力量。药学工作者如果树立了正确的荣誉观，就能把社会主义药学职业道德原则规范变成内心信念和自觉要求，并且把这种信念和要求自觉地转化为相应的道德行为，不断地去改善服务态度、提高服务质量，在社会主义两个文明建设中起积极作用；反之，如果药学人员没有争取荣誉的欲望和要求，必然会降低自己道德行为的标准，工作马虎不负责任，就有可能在工作中出差错和事故，进而给患者和社会带来不可挽回的损失。

2. 信誉

（1）信誉的含义。信誉就是人们在履行对他人、对社会的责任和义务过程中形成的实事求是、诚实无欺的道德感，以及由此获得的社会肯定性的评价。信誉是在处理他人和社会的关系中应负的道德责任的自觉认识，是一定道德观念、道德情感、道德意志和道德行为在个人意识中的统一。

药学职业道德范畴的信誉是指药学工作者在履行对患者和社会的道德责任过程中所形成的实事求是、诚实无欺的道德良心和自我评价能力，它是一定的药学道德观念、情感、意志和信念在药学工作者内在意识中的统一，它既是药学工作者对患者和社会的强烈责任感的表现，又是药学职业道德原则、规范在药学人员意识中形成的稳定的信念和意志。我国药学行业有两个著名信誉的典范：一是北京的同仁堂，二是杭州的胡庆余堂。胡庆余堂的上方挂着一块大匾，上书“戒欺”两个大字，他们认为“药学关系性命，尤为不欺”，所以他们很重视精选药材配制中药，以保障信誉，如以前这个药店配制全鹿丸，是用自办鹿场养的鹿，每次杀鹿，事先沿街鸣锣，以示真材实料。这些老药店至今在国内外都享有盛誉。

（2）信誉的作用。

① 信誉对医药人员在做出某种行为之前，具有选择作用。药学人员对自己行为的选择，既受外界条件的制约，同时也要受内在信誉信念的支配。他们在做出某种职业行为之前，信誉之心要对行为的动机进行自我检查，对符合药学职业道德要求的动机予以肯定，对不符合医药道德要求的动机进行抑制或否定。在一般情况下，信誉不允许药学人员的行为违背自己所接受的职业道德观念。所以信誉可以促使医药人员选择有利于社会和患者的真诚行为。

② 信誉在医药人员的道德行为过程中，起监督作用。信誉对不符合道德要求的异常情感、私欲、邪念能予以制止，并及时改变行为的方向和方式，以避免产生不良后果。广大药学工作者常处于独自工作或单独与患者接触的情况下，信誉监督作用就尤为重要。

③ 信誉对药学人员的行为后果做出肯定或否定的判断。药学人员如果诚实守信，通过自己诚实劳动给患者带来健康和幸福，就会在良心上感到某种满足；当他的欺骗行为违反了道德的要求，损害了社会利益，并给病人造成痛苦和不幸时，就会感到内疚与羞耻，受到良心上的谴责，从而促使医药人员改正道德行为中的错误，挽回其不良影响，重塑信誉形象。

（四） 理想与态度

1. 理想

（1）理想的含义和内容。理想是人生的奋斗目标，是人民对未来的一种有可能实现的目标的想象。理想和幻想、空想、妄想等有本质的区别。首先，理想具有客观必然性。理想是根据现实实际所设定的、符合事物发展规律的目标，理想经过努力是可以实现的。其次，理想具有社会性。理想是人类特有的一种精神现象，它的设定受社会现实的制约。最后，理想具有阶级性。理想是一种社会意识，是社会经济关系的反映，因此在阶级社会中，理想必然打上阶级的烙印。

理想具有不同的类型：从内容上划分，理想可以分生活理想、职业理想和道德理想等；按照理想所属人群划分，理想分为社会理想和个人理想；从理想的奋斗时间来划分，理想又分为近期理想和长远理想。

药学职业道德的范畴中的理想主要是指职业理想，它是指药学工作者对在工作中获得的事业成就的设想。具体内容包括以下两个方面。

① 药学工作者对自己所从事职业所要取得的成就或目标的追求，它表现为医药人员渴望通过医药实践活动实现自己理想和抱负的心理和意识，以及由此为动力产生的对医药事业的无限热爱和献身精神。

② 药学工作者对自己应达到的道德境界和道德理想人格的目标追求。

（2）理想的作用。

① 为药学工作者的实践活动提供了奋斗目标。药学工作者一旦确立了职业理想，在实际工作中便有了奋斗的目标。这一理想会成为其努力奋斗的精神动力，使其能够有信心

和勇气去克服一切困难。

② 为药学工作者提供了前进的动力。理想总是比现实更美好，对这一美好目标的憧憬会成为药学工作者前进的动力，使其在任何困难时刻，只要想到这一美好目标，就能产生无限的精神动力，驱使自己奋力向前。

③ 有助于药学工作者培育强烈的职业责任感。药学工作者在具体的实践过程中，在理想的号召和引导下，必然会逐步树立职业的责任感，这种责任感会随着理想目标的实现而越来越强烈。同时，这种职业责任感的形成也将促使药学工作者为祖国药学事业多做贡献。

2. 态度

（1）态度的含义。态度是人们在自身道德观和价值观基础上对事物的评价和行为倾向。态度有 3 个方面的构成要素，即对外界事物的内在感受、情感和意向。激发态度中的任何一个表现要素，都会引发另外两个要素的相应反应，这也就是感受、情感和意向这 3 个要素的协调一致性。但在他们不协调时，情感成分往往占有主导地位，决定态度的基本取向与行为倾向。

态度中的内在感受是指人们对事物存在的价值或必要性的认识，它包括道德观和价值观；态度中的情感是和人的社会性需要相联系的一种较复杂而又稳定的评价和体验，它包括道德感和价值感两个方面。

药学职业道德范畴中的态度是指药学工作者在具体实践中表现出来的对药学行业和本职工作的评价和行为倾向。它包括 3 个层面：①药学工作者对药学行业和本职工作的总体上的内在感受，这种感受主要是指对药学行业和本职工作的社会价值的认可；②药学工作者在具体实践中的情感表露，这种情感具体表现为喜欢或厌恶，爱或恨等；③药学工作在具体实践中的行为倾向。这 3 个层面相互联系，协调一致。

（2）态度的作用。

① 正确的态度有助于增强广大药学工作者的使命感，促使其更加热爱药学事业。正确的态度建立在对药学行业和本职工作的价值肯定之上。药学工作者一旦具有了正确的态度，必然会从内心感受到药学事业的崇高与伟大，从而更加热爱药学事业并献身于其中。

② 正确的态度能协调药学工作者与患者及与他人之间的关系。正确态度的树立，在具体工作中体现为对本职工作的喜爱，以及由此洋溢于内心的积极热情。这种情感的存在，会使药学人员对患者更有同情心，对他人更有尊重感，对社会更有贡献欲，从而更好地协调药学工作者与患者、他人等之间的关系。

③ 正确的态度有助于推动广大药学工作者不断提高药品质量，改善经营服务态度。正确的态度会在药学工作者的实践中体现为具体的行为倾向，即以为人民防病治病为目的，不断提高药品的质量，保障药品的安全有效，全心全意地为人民服务。

（五）纪律与作风

1. 纪律

（1）纪律的含义。纪律是指为维护集体利益并保证工作进行而要求成员必须遵守的规章、条文。纪律作为一种人们的行为规则，是伴随着人类社会的产生而产生，伴随着人类社会的发展而发展的，因此具有历史性的特点。在人类社会出现阶级以后，纪律又打上阶级的烙印。纪律作为维持人们一定关系的规则，要求一定集体成员必须执行，它又必然带有强制性。纪律是以行为的限制、以服从为前提的。

社会主义纪律是在社会主义条件下形成和发展的，是工人阶级和人民群众的意志和利益的反映。社会主义纪律与一切剥削阶级的纪律有着本质的区别，有着自己独特的特点。在剥削制度下，一切剥削阶级为了维护其政治统治，获得经济利益，就要强迫被剥削阶级按照他们的意志进行活动，也就必然制定出符合其意志和利益的纪律，如奴隶主和封建地主用皮鞭和棍棒强迫奴隶和农民进行劳动，服从统治。在社会主义制度下，广大人民是国家的主人。社会主义纪律是以生产资料公有制为基础，体现人与人之间的平等关系的纪律。社会主义纪律维护的是最广大人民利益，是社会主义现代化建设事业的根本保证。社会主义纪律的最主要的特征是自觉性，所以社会主义纪律也叫自觉纪律。

药学职业道德范畴中的纪律是指为维护国家和人民的利益，保障药学行业各项工作的顺利进行，而要求药学工作者必须遵守的规章、条文。纪律作为对药学工作者行为的规范，具有强制性，要求大家必须执行。

（2）纪律的作用。

① 有利于药学工作者自觉履行药学职业道德规范，全心全意为人民防病治病服务。纪律既是药学职业道德规范的补充，又是药学职业道德规范的延伸。纪律以其强制性的特点，对药学工作者遵守道德规范增加了威慑和强制约束的力量，从另一个方面保障了药学职业道德规范的实践。

② 有利于减少药学行业的不道德行为，保障药学行业的正常秩序。道德不具备强制力，所以光靠道德的调节力量，难以完全净化药学行业的不道德行为。这时，纪律的作用就凸显出来。纪律以其强制性、必须服从性及违者惩罚性等特征，一方面对药学行业中不道德行为进行惩处，另一方面威慑不道德行为的出现，进而保障了药学行业的良好规范及正常秩序。

2. 作风

（1）作风的含义。作风是指在思想、工作和生活等表现出来的比较稳定的态度或行为风格。作风主要有3种类型：一是思想作风，即人们在思想和意识形态表现的思想风格，如实事求是、好高骛远、脚踏实地等；二是工作作风，即是指人们在工作中所表现的比较稳定的做派和风格，如大胆泼辣、稳健平实、粗枝大叶、严谨细致、举重若轻、举轻若重等；三是生活作风，即人们在生活中所表现的比较稳定的做派和风格，如浪漫、踏实、热情、冷淡等。作风的形成是一个日积月累的过程，同时也是内心信念形成的过程，这也是作风具有稳定性的原因所在。

药学职业道德范畴中的作风主要是指药学工作者在思想和工作方面表现出来的比较稳定的态度或行为风格。具体而言，思想方面主要是实事求是的作风，工作方面主要是严谨认真的作风。药学职业道德范畴中的作风是在药学发展的历程中逐渐形成的，是药学行业职业道德在具体行为中的体现，也是药学工作者内心信念的体现，具有较强的连续性和稳定性。

（2）作风的作用。

① 实事求是、严谨认真的作风有助于药学工作者养成认真负责、一丝不苟的工作精神。实事求是、严谨认真的作风可以使药学工作者在具体实践的各个环节中，具有自觉的

认真负责、小心谨慎、一丝不苟的工作精神和行为动向。临床实践表明，在药学工作中出现的误差，80％是由于粗心大意，草率从事，不按规则办理造成的。这主要是因为缺乏严谨、严肃认真的工作作风。因此，在工作中实践实事求是、严谨认真的作风意义重大。

② 实事求是、严谨认真的作风有助于药学工作者增强道德修养，提高服务质量。实事求是、严谨认真的作风不仅是药学职业道德的要求，更是现实工作的需要。这一作风是确保药品生产、经营、管理、使用等各个环节的质量的关键，是确保药品安全有效的基础，同时也是不断提高个人道德修养的重要手段和途径。确立了严谨认真、实事求是的作风，还有利于提高药学工作者的责任心，使其在工作中兢兢业业，不断提高服务的质量。

（3）作风在药学工作中的道德要求。

① 实事求是。实事求是不仅是药学工作者必须遵循的基本道德和实践原则，而且是其成才的关键。只有确立了实事求是的精神，才能脚踏实地，从自己的实际出发，不断研究新情况，解决新问题。而背离了实事求是的精神，只能是自欺欺人，给工作带来不可挽回的损失。实事求是的精神在药品的研制和生产过程中显得尤为重要，只有坚决贯彻实事求是的精神，才能真正保障药品的质量，才能真正保障人民用药的基本安全。

② 严谨认真。严谨认真的作风和工作态度事关人民群众用药的安全，是药学职业道德规范对药学工作者的基本要求。只有具备了严谨认真的作风，才能减少和避免各种人为医药事故的发生，真正做到为人民服务。同时，具备了严谨认真的工作作风也有利于药学工作者自身的成长，在科研及其他工作中抓住可能出现的机遇，为自己更好地发展铺平道路。

三、 作用

药学职业道德范畴是药学职业道德基本原则和规范的具体体现，它在药学职业道德规范体系中占有重要地位，对广大药学工作者的道德实践和道德修养具有重要的指导作用，主要体现在以下3个方面。

1. 药学职业道德范畴是药学职业道德规范体系的重要组成部分

药学职业道德范畴作为药学职业道德关系的反映，受药学职业道德原则和规范的制约，并从属于药学职业道德原则。也就是说，药学职业道德基本原则是药学职业道德范畴的基础，而药学职业道德范畴是基本原则的体现媒介，没有道德范畴，基本原则将无法体现。例如，药学工作者如果没有职业理想和良心，他就不会热爱药学事业，更不可能全心全意为人民服务。

2. 药学职业道德范畴是药学职业道德原则和规范在一定的社会条件下的具体反映

药学职业道德范畴可以把客观的、外在的药学职业道德要求转化为药学人员主观的、内心的医药道德意识，促使广大药学工作者内心产生一种动力，监督自己按照一定的医药道德要求，不断调整自己的道德行为，自觉实践药学职业道德基本原则和规范。例如，我国历代的医药学家把“仁爱”、“慎独”等医药道德要求转化为自己内在的道德，对患者“一视同仁”、“一心赴救”。社会主义的今天，广大药学工作者也在实践中把药学职业道德的良心、责任等范畴要求变为自己自觉的道德行为，一切从人民的利益出发，全心全意地为人民的防病治病服务。

3. 药学职业道德范畴为医药工作者道德修养和评价提供了依据

药学职业道德范畴是对药学职业道德关系和道德行为的概括和总结，因而它又成为药学工作者道德修养和道德评价的依据。从药学职业道德的规范体系来看，药学范畴体现了药学工作者对人民、对同行、对社会等道德关系认识的深化。

同时，这些范畴也是药学工作者认识自己道德行为、形成高尚的道德品质、树立道德理想的反映。这种理论概括对医药工作者的道德实践有深刻的指导作用。医药工作者依据这些基本范畴，进行自我道德修养和道德评价，有助于把外在的道德要求转化为内在的道德信念，从而支配自己的道德行为，培养良好的道德责任感。

目标检测

1. 药学职业道德基本原则的含义和主要内容是什么?
2. 药学职业道德基本原则的作用是什么?
3. 论述药学职业道德基本规范的含义、内容。
4. 如何理解“严肃认真，一丝不苟”的道德要求?
5. 药学职业道德规范的特点和作用有哪些?
6. 药学职业道德基本范畴的含义和主要内容是什么?
7. 简述药学职业道德基本范畴的作用。

第四章

药品生产领域的道德

本章教学目标

☆掌握药品生产过程中的道德要求；
☆熟悉 GMP 的主要内容；
☆熟悉药品包装的道德要求；
☆了解中药材的特殊要求；
☆了解《药品生产质量管理规范（2010 年修订）》。

近几年，在社会精神文明建设中，医务人员职业道德问题引起了广泛关注，但与之处于同等重要地位的药学工作者的职业道德教育问题还未受到足够重视。与一般职业道德相比，药学职业道德有着不同的特点，药品是关系到人们的身体健康和生命安全的特殊商品，因此药学工作人员不仅要具备扎实的药学知识和技能，同时还应当具备对公众、社会及人类健康的高度责任感与献身精神。

药品具有双重特性，它既可以作为防病、治病，保障人民身体健康的重要武器，同时又具有毒副作用，一旦使用不当就有可能造成药源性疾病，甚至威胁生命。此种作用虽然与用药剂量及用药者体质敏感程度等有关，但主要取决于药品质量。药品质量又与研发、生产、包装、储存、运输、监督管理、配发和使用等各个环节的工作状况密切相关。因此，广义的药学工作者不仅包括从事药品研究、开发、制造、检验、调配、应用的医师药师，而且包含在药店、药厂从事药品工作和从事药品流通商业的一切工作人员。只有对这些工作人员及单位进行社会主义药学伦理学的理论知识教育，使其树立为人民服务对人民健康负责的职业道德理念，才能从根本上保证人们用药安全有效。因此加强药品学作者的职业道德建设，将道德在医药工作中发挥作用的方式由道德原则转化为道德实践，是工作的重中之重。

第一节　药品生产过程中的道德要求

药品生产过程是药品质量形成过程中的重要组成部分，同时也是决定药品质量是否符合预期标准的关键步骤。在生产过程中，药品质量受到很多因素的影响，如人员、原辅材料、包装材料、工艺方法、机器设备及生产环境等。因此，制定相应的规章制度十分关键。但是，这并不能涵盖药品生产过程中所有影响药品质量的因素。因此，在药品生产过程中，道德公约、职业道德规范、社会舆论是所有从业人员道德行为不可缺少的重要标尺。

药品生产人员包括科研人员、生产人员、检验工作人员。3个阶段的工作人员若缺乏应有的职业道德，则可能在研制药品过程中不经过严格的科学实验，对药物的药理作用、毒副作用、安全有效剂量等缺乏准确的科学数据；在生产药品过程中不按处方要求投料，不按正规的工艺操作，以及在药品检验工作中不按《药品管理法》和药典的规定，把不符合质量标准的药品检验成合格品，准许出厂，凡此种种均会生产出不合格药品，很有可能带来严重的后果。

为确保持续稳定地生产出符合预定用途和注册要求的药品，应该最大限度地减少药品生产过程中的污染、交叉污染及混淆、差错等风险。在强化管理意识，严格按照GMP管理体系组织生产的同时，还应当不断提高规范程度和管理的科技含量，并且药品监督管理部门应加大监督管理力度，探索新的GMP管理模式，使GMP规范切实发挥监督药品生产的作用。以基层为重点，以监督为中心，坚持诚实守信，禁止任何虚假、欺骗的行为，加强药品生产人员的使命感和责任感，以保证药学实践中选择正确的道德行为。

一、质量第一，用户至上

从事药品生产的人员如果缺乏应有的职业道德，在生产药品时不按正规的工艺规程操作，不按处方的要求投料，不严格按国家药典标准来检验产品，那么必然导致生产出来的药品成为不合格药品。虽然社会道德现象在客观上存在着一定的层次性，但是对药品“保证质量”的职业道德的要求却是绝对的，没有任何层次性可言。所以在药品生产过程中树立质量第一的观念，是药品生产人员及药品生产企业道德中的重要组成部分。因此提高药品质量，保证人民用药安全，广大药品工作者须具有道德的自觉性，同时遵守法规，加强药德教育。

用户至上，以患者为核心。本着对人民群众健康高度负责的态度，急患者之所急，想患者之所想，保证药品供应，及时提供并满足社会对药品的需求。

药德规范自律性最集中的表现形式便是药德良心，其在行为主体自律活动中担负着最重要的职责。药德良心是行为的决策机关，起着指令和选择的作用，可以真实地反映医德关系的良心，有区分判断善恶的能力，它以一定的药德规范、药德原则、药德理想，以及长此以往在人们内心深处所形成的稳定的信念为标准，对行为前的动机进行选择、思考和判断。在行动中，药德良心起着调整和控制的作用，是道德导向。药德良心是对符合药德要求的感情、信念和意志给予支持和鼓励，对不符合药德要求的感情、欲念或冲动加以克服。在行为后，药德良心在内心法庭，起着审判和评价的作用。

药德良心是从药人员对所服务的对象的一种承诺，本着“用户至上，以患者为中心”的理念，进行药品的生产加工，及时为临床和社会提供合格的药品，遵守药学职业道德的基本要求，不但提高药品质量，更重要的是保证药品安全有效，实行社会主义和人道主义，做到全心全意为人民服务。

仁爱救人，文明服务。同情心是道德主体完善自己的道德人格，是人性的先天善良本能的自然流露，是提高自身道德品质及提高道德境界的前提和基础。对他人的同情，并非是满足自己的某种利己欲望，而是作为一个社会人的最普遍、最基本的道德情感。药学工作人员一定要有仁爱之心，体贴、同情患者，关心他们的疾苦；对患者、服务对象高度负责，始终把人民的利益放在至高无上的位置，尊重患者、服务对象的人格，满腔热情地、全心全意地为患者服务。

科学严谨，理明术精。药学是一门科学，药学工作人员要用扎实的药学专业知识和对科学的“求真”态度从事药学相关活动。任何马虎或一知半解不仅仅会损害药学的尊严，甚至会危害人民的生命健康，造成极为严重的后果。药学人才既要坚持德居首位，又要坚持技术上的精益求精，才能保证人们吃到管用药、放心药。

济世为怀，清廉正派。药学事业是一项解除患者痛苦，改善人体健康的崇高职业。在工作中应当抵制各种诱惑，全心全意只为患者的健康服务，本着“用户至上，以患者为核心”的情怀。

为人民服务是贯穿于全社会共同职业道德之中的基本精神，是社会职业道德的核心规范，药品生产者要将患者的身体健康和生命安全放在首位，以我们的专业知识、技能和良知，尽心尽职尽责的为患者生产药品。

质量第一，自觉遵守规范。药品质量关系人民生命安全，制药企业只有树立高度的职业道德与社会责任感，强化管理意识，严格按照 GMP 管理体系组织生产，并不断提高规范程度和管理的科技含量，把实施 GMP 变成企业的自觉行动，药品的质量才能得以保证。药品生产的全过程必须自觉遵守和执行 GMP 的指导原则，这既是法律责任，也是道德的根本要求。

《药品生产质量管理规范（2010 年修订）》中所要求的生产操作要求如下。

（1）对药品生产场所和所用设备的说明（如操作间的位置和编号、洁净度级别、必要的温湿度要求、设备型号和编号等）。

（2）关键设备的准备（如清洗、组装、校准、灭菌等）所采用的方法或相应操作规程编号。

（3）详细的生产步骤和工艺参数说明（如物料的核对、预处理、加入物料的顺序、混合时间、温度等）。

（4）在生产药品过程中的所有的控制方法及标准。

（5）预期的最终产量限度，必要时，还应当说明中间产品的产量限度，以及物料平衡的计算方法和限度。

（6）待包装产品的储存要求，包括容器、标签及特殊储存条件。

（7）需要说明的注意事项。

药品生产质量管理的基本要求如下。

（1）制定生产工艺，系统地回顾并证明其可持续稳定地生产出符合要求的产品。

（2）生产工艺及其重大变更均经过验证。

（3）配备所需的资源，至少包括：①具有适当的资质并经培训合格的人员；②足够的厂房和空间；③适用的设备和维修保障；④正确的原辅料、包装材料和标签；⑤经批准的工艺规程和操作规程；⑥适当的贮运条件。

（4）应当使用准确、易懂的语言制定操作规程。

（5）操作人员经过培训，能够按照操作规程正确操作。

（6）生产全过程应当有记录，偏差均经过调查并记录。

（7）批记录和发运记录应当能够追溯批产品的完整历史，并妥善保存、便于查阅。

（8）降低药品发运过程中的质量风险。

（9）建立药品召回系统，确保能够召回任何一批已发运销售的产品。

（10）调查导致药品投诉和质量缺陷的原因，并采取措施，防止类似质量缺陷再次发生。

质量控制的基本要求如下。

（1）应当配备适当的设施、设备、仪器和经过培训的人员，有效、可靠地完成所有质量控制的相关活动。

（2）应当有批准的操作规程，用于原辅料、包装材料、中间产品、待包装产品和成品的取样、检查、检验，以及产品的稳定性考察，必要时进行环境监测，以确保符合本规范的要求。

（3）由经授权的人员按照规定的方法对原辅料、包装材料、中间产品、待包装产品和成品取样。

（4）检验方法应当经过验证或确认。

（5）取样、检查、检验都应当有记录，偏差应当经过调查并记录。

（6）物料、中间产品、待包装产品和成品必须按照质量标准进行检查和检验，并有记录。

（7）物料和最终包装的成品应当有足够的留样，以备必要的检查或检验；除最终包装容器过大的成品外，成品的留样包装应当与最终包装相同。

在生产过程中不仅要严格按照生产操作要求，生产企业还必须建立质量保证系统，同时建立完整的文件体系，以保证系统能够有效运行。其中质量保证系统应当满足以下几点。

（1）药品的设计与研发符合 GMP 的要求。

（2）质量控制和生产管理符合 GMP 的要求。

（3）管理职责明确。

（4）采购和使用的原辅料和包装材料正确无误。

（5）对中间产品有效控制。

（6）确认、验证的实施。

（7）严格按照规程进行生产、检查、检验和复核。

（8）每批产品只有经质量授权人批准后才可放行。

（9）在储存、发运和随后的各种操作中有保证药品质量的恰当措施。

（10）按照自检操作规程，定期检查评估质量保证系统的适用性和有效性。提高对企业质量管理软件方面的要求，加强药品生产质量管理体系的建设，全面强化从业人员的素质要求，生产记录、细化操作规程等文件管理，增强了可操作性和指导性，进一步完善药品安全保障措施。

就药品安全保障措施方面而言，新版药品生产质量管理规范引入质量风险管理概念，在原料采购、生产工艺变革、操作中的偏差处理、发现问题的调查和纠正、上市后药品质量的监控等方面，增加了供应商审计、变更控制、纠正和预防措施、产品质量回馈分析等新制度和措施，对各个环节可能出现的风险进行管理和控制，主动防范质量事故的发生。

二、热爱企业，勇于奉献

热爱企业，是热爱自己的本职工作，也是人们常说的“爱岗敬业”，是所有职业道德最基本的要求。药品生产者要热爱企业，首先要对自己的职业有一个正确的认识，医药卫生工作是社会主义现代化事业的重要组成部分。随着经济的发展和人民生活水平的提高，医药事业的改革与发展已列入了社会发展的整体目标，人民对健康的需求日益提高，医药卫生事业越来越受到普遍的重视。医药工作者应该树立职业的自豪感和光荣感，热爱自己的工作是做好工作的最基本前提。

在职业活动中，职业道德是所有从业人员应该遵守的基本行为准则，是一种职业化、具体化、个性化了的社会道德。要做一个称职的劳动者首先必须遵守职业道德，加强职业道德建设，建设优良职业队伍的内在要求，是提高员工整体职业素质，是企业生存、发展的内在要求。职业道德建设的一个很重要的方面就是树立和培养道德责任意识，也就是现在大家不太关注的道德主体意识问题。

制药行业是一个比较特殊的行业，从事制药行业的工作人员都必须具备高度的医药职业道德，它肩负着保障人民身体健康的特殊使命，即树立本职工作服务于企业，奉献于社会的思想。制药是为了解除病人疾苦，因此生产的药品必须是安全、优质、高效的。与此同时，利益与企业的发展也是有一定的关系的，只有利益搞上去了，企业才有可能继续发展、壮大。医药工作者就是企业的生命与核心，是一个企业生命力的主宰体，只有严格要求自己，热爱企业，并树立保证全过程质量生产的理念，从细节和操作的点点滴滴做起，才能体现其价值，发挥其潜能，让主管省力、老板省心、员工省怨、客户省钱的同时，形成企业的核心竞争力。将个人的发展与企业的命运紧紧联系在一起，让企业的每一个岗位都把工作圆满地做好。企业是由人构成的，企业发展的核心资源也是人，而主导人的行为的却是他的价值观念，有奉献与敬业精神，以科学的扎实的药学专业知识和“求真”态度从事药学实践活动。

三、明确目的，端正思想

利益是一种客观的社会现象，它表现为人对现实的满足和需求的关系。从根本上说，利益作为经济关系的直接表现，已根植于人们的社会经济关系之中。从作用上讲，利益是人们从事一切社会活动的客观动因。从内容上看，人与利益客观的社会需要是密不可分的，也是利益的基本组成部分。在社会生活中，人们都是在一定的愿望支配下活动的，在这种愿望的背后（即动机的动因），就是人们的利益在起作用。

在现实生活中，每个个体都有维持自己生存和发展的权利，即个人利益，同时又有维持社会共同体存在和发展的需要，即社会共同利益。两种利益是客观存在的，对于怎样调整这两种利益的关系，用什么样的观点来对待两种利益的矛盾，这就是不可避免的一个道德问题。当一个社会还没有达到使个体与人类的发展和谐一致的阶段，为了社会的整体利益，限制个体利益和愿望，就是道德的体现。否则，社会的正常秩序就会发生混乱，社会整体利益就会受到削弱和损害。在医药卫生领域内，每一名医药卫生工作人员都会遇到双重利益矛盾，即人类健康利益和医药卫生人员的个体利益之间的矛盾，而且，在我国的卫生工作现状下，往往会使医药卫生人员在行为选择上很难做到两种利益兼顾，药德的基本职能就是用来调整这两种利益的矛盾冲突的。普列汉诺夫讲过："利益是道德的基础"。但药德所集中体现的是人类整体的健康利益，不是立足于医药卫生人员个体利益之上，人体的健康利益是药学道德的基础和出发点。

药德问题突出表现在对待经济效益与社会效益的关系上。我国正处于社会主义初级阶段，应大力发展商品经济。药品作为商品中的一种，自然要受价值规律、商品等价交换原则的制约，这就要求我们必须讲求经济效益，树立商品经济的观念。但药品在社会主义商品中，既有它的特殊性，又有"一般的"商品性质。

药品作为一种特殊的商品，在一定程度上决定了从事医药事业的福利特点。但药学事业是一项接触患者痛苦，是以人类的健康利益为基础的一项伟大的事业，促进人体健康的高尚职业，拥有其特定的社会效益，因此要始终把人民的利益放在至高无上的位置，只要患者需要的，社会需要的，就要认真地做好，同仁堂有副对联："修合无人见，存心有天知。"尊重服务对象、患者的人格，在工作中抵制各种诱惑，全心全意只为患者服务，不能利用自身在专业上的优势欺诈患者。药德的整个规范体系就是以人类的健康利益为基础建立起来的，坚持社会效益同经济效益的辩证统一，并把社会效益放在第一位，是整个卫生事业所要求的，同时也是药学工作者非常重要的行为规范。在药品生产中的不择手段，不顾及社会效益，谋取"经济效益"的做法，违背了社会公德的基本规范，更违背了社会主义基本经济规律，是与社会主义的道德作风所不能相容的。

四、保护环境、文明生产

由于医药品的大量生产、使用、排放，在湖泊、河流和地下水等环境水体中不断监测到医药类带来的污染，包括：制药厂废渣和污水的排放；药物经人和动物的代谢排出；水产养殖、兽禽养殖中含药物变质饲料和废水的排放；医院、家庭过期药物和医用药品的弃置。只有对医药品的生产和使用进行有效管理，采用从源头预防污染的手段，在药物生产过程中减少或消除污染，才能够控制和消减这类新的环境污染物，从而减轻对人类和环境的危害。

就环境保护方面而言，对医药品生产的绿色管理方面引入了两个新的概念：绿色药物化学和绿色制药技术。

绿色药物化学是绿色化学和药物化学的交叉，它以药物化学为基础，在药物的开发、合成和优化过程中引入了绿色化学的基础原则，该原则也应用在天然药物的提取、分离和分析等过程，减轻环境压力，预防环境污染，保证整个过程的最大效率和药品的最佳药效。

绿色制药技术是在绿色药物化学基础上发展形成的技术，将绿色化学的技术用于制药工业。其主要特征是将治理污染作为设计、筛选药品最佳生产工艺的首要条件，研究并发展无害化清洁工艺。理想绿色制药技术的目标是通过合理、高效、无污染地利用资源绿色化学的新原理，提高原料利用率，减少、消除对环境有害的副产物，试剂和溶剂等回收再利用，即利用有益环境的先进工艺技术，生产出对人类健康和环境更安全的医药产物。

"慎独"是指在独处时，仍能自觉坚守医药道德，遵守医药道德原则和规范，它是医药道德修养的途径和方法。不断“内省”以做到“慎独”，持之以恒，坚持到底，以达到崇高的医药道德境界。“慎独”强调道德主体内心信念的作用，是一种“理性”自律，是道德主体的“自我立法”和自觉自愿“自我育德”与“自我监督”。“慎独”不仅是一种修养方法，更是道德修养所要达到的一种崇高境界。医药人员要在药品生产过程中，以此约束监督自我，即使在无他人督查情况下，仍能做到为自己负责，为他人负责，为社会负责，为环境负责，为地球负责。

保护药品生产者的健康，保护环境。药品生产过程中的“三废”极易造成环境污染，对于环境的保护，每一个药品生产企业都有不可推卸的社会责任。某些特殊药品的生产，往往会对生产操作者的健康造成危害，需要采取必要的相应防护措施，保证药品生产者的健康。

第二节　药品包装的道德要求

商品包装设计直接服务于人们的生活，是沟通商品生产和社会生活的媒介，是商品与消费者间情感交流的载体，融洽了商品与人们社会生活间的自然情感，每个包装设计都需要伦理的考量，只是不同的商品包装的伦理考量方面是不同的。

药品作为一种特殊的商品，它与人体的健康密切相关，影响着千家万户的平安幸福。而药品包装作为药品的载体，对保证药品在储藏、运输过程的质量至关重要。药品包装是指用适当的容器或材料，利用包装技术对药品制剂的半成品或成品进行分（灌）、封、装、贴标签等操作，为药品提供鉴定商标、品质保证与说明的一种加工过程的总称。对于药品包装本身有两个方面含义：从动态角度看，包装是采用容器、材料及辅助物的技术方法，是操作及工艺；从静态角度看，包装是用有关容器、材料及辅助物等材料将药品包装起来，起到应有的功能，药品防病治病、储藏、使用和监督管理的主要依据是包装上记载的内容和标识。

药品包装设计中必须伦理考量的方面是由药品包装消费群体的特殊性决定的“恻隐之心”。恻隐是感情的一种，所谓的“恻隐之心”是对他人痛苦的一种同情的情感反应，因此更确切地说“恻隐之心”是一种道德情感。痛苦的患者是药品包装最终的服务对象，其中更多的是体弱的老人和孩子，设计师在包装设计时要充分注重对人性、人气的把握，对弱者的关爱、同情。药品包装若蕴涵“恻隐之心”，则能够在准确地传达药品的药理信息，表现良好的药品内在质量的同时，能够让人们在瞬间的视觉药理信息中感受到关怀，唤起患者及其亲属的治疗信心。但在药品包装方面也经常看到一些问题，如包装上面的内容设计不规范、包装材料不符合药用要求、药品装量不符合医疗要求等。因此药品包装需要加强道德的要求。

一、规范包装

根据国家药品监督管理局2010年第23号局令，为进一步加强和规范药品的包装、标签管理，确保《药品包装、标签和说明书管理规定》（暂行）的贯彻实施，制定了药品包装、标签规范细则。主要要求如下。

药品包装、标签必须按照国家药品监督管理局规定的要求印制，任何未经审批同意的图案及文字不得加入其中。药品的包装分为内包装和外包装。药品包装、标签内容不得超出国家药品监督管理局批准的药品说明书所限定的内容。

药品包装、标签上印刷的内容对产品的表述要准确无误，除表述合理、安全用药的用词外，各种不适当宣传产品的文字和标识不得印刷，如“GMP认证”、“国际级新药”、“进口原料分装”、“中药保护品种”、“监制”、“公费报销”“荣誉出品”、“名贵药材”、“获奖产品”、“现代科技”、“保险公司质量保险”等。

药品的商品名必须经国家药品监督管理局批准后才可在包装、标签上使用。商品名不可以与同通用名连写，应分行。商品名经商标注册后，仍须符合商品名管理的原则。通用名字体大小应一致，不加括号，通用名与商品名用字的比例不得小于1∶2（指面积)。未经国家药品监督管理局批准作为商品名使用的注册商标，可印刷在包装标签的左上角或右上角，但其字体大小不可大于通用名的用字。

来自于同一企业的同一药品的相同规格品种（指包装规格和药品规格两种)，其包装、标签的格式及颜色必须保持一致，不得使用不同的商标。同一企业的相同品种如有不同规格，其最小销售单位的包装、标签应明显区别或规格项应明显标注。

药品的每个最小销售单元（即直接供上市药品的最小包装）的包装都应按照规定印有标签并附有说明书。

精神药品、麻醉药品、放射性药品、医疗用毒性药品等特殊管理的药品、非处方药品、外用药品在最小销售单元、中包装、大包装和标签上必须印有符合规定的标志；对于储藏有特殊要求的药品，必须在包装、标签上进行明显注明。

进口药品的包装、标签不仅需要按本细则规定执行，还应标明“医药产品注册证号”或“进口药品注册证号”、生产企业名称等；进口药品的包装、标签应标明原生产国或地区企业名称、批号、生产日期、国内分包装企业名称及有效期等。

经批准委托加工的药品，其包装、标签还应标明委托双方企业名称、加工地点。经批准异地生产的药品，其包装、标签还应标明企业名称、生产地点、生产企业。

凡在中国境内使用和销售的药品，包装、标签所用文字必须以中文为主并使用国家语言文字工作委员会公布的现行规范文字。民族药可增加其民族文字。企业根据需要，在其药品包装上可使用外文对照和条形码；获我国专利的产品，也可标注专利号和专利标记，并标明专利许可的种类。

包装标签有效期的表达方式是按照年月顺序。通常表达可用有效期至某年某月，或只用数字表示。例如，有效期至2010年10月，或表达为有效期至2010/10（2010.10或2010－10）等形式。年份要用4位数字表示，月份以两位数表示，即1～9月数字前须加0以保证两位数。

与此同时，在药品包装上仍然需要注意以下几点。

（1）药品包装（包括运输包装）必须加封签、封口、封条或应用瓶盖套、防盗盖等。标签必须粘牢、贴正，注意不能和药品一起放入瓶中；凡标签、封签、包装容器等有破损的，不可以出厂或贩卖。

（2）药用包装容器、质料必须符合国家标准、专业标准或地方、企业标准，凡生产直接打着药品的包装质料容器的企业，必须经过省、自治区、直辖市医药办理部门向国家医药局提出申请，经考核通过，发给《药用包装质料容器生产允许证》才能生产。

(3) 药品包装必须符合国家标准、专业标准的划定。没有具体标准的，由企业订定药品包装标准，经地方省、自治区、直辖市医药办理部门和标准局审批后实行，若变动包装标准须重新报批。无包装标准的药品不得出厂或策划（部队特需药品除外）。

(4) 在正常储运条件下，包装必须包管合格的药品在有效期内稳固质。

(5) 药品生产企业在申请新药鉴定和新产品报批前，必须向地方省、市、自治区医药办理部门报送所接纳的包装质料容器装药的渗漏性、稳固性、迁移性、透气性，以及与包装质料、容器之间的共同试验数据和测试要领的报告，并附包装质量标准，经审批合格后才能报批。

(6) 药品的运输包装必须符合其理化性质要求。凡怕热、怕冻的药品，在差异季节气候发运到差异国家，须采取相应的防暑或防寒措施。

(7) 药品的运输包装必须符合国家标准或专业标准；暂无国家标准或专业标准的运输包装，必须牢固、防潮、防震荡。包装用的缓冲质料、衬垫质料必须干净卫生。

(8) 药品运输包装的储运图示标志，损害货品的包装标志等，必须符合国家标准和有关的规定。

药品包装中特别要求的性能有以下几个。

(1) 稳定性——耐高温性、耐光性、化学腐蚀性、抗寒性、抗耐老化性。

(2) 机械性——冲击强度、破裂强度、压缩、抗拉强度。

(3) 隔离性——气体隔阻性、遮光性、防潮性、保香性、保护性。

(4) 作业性——适合包装设备加工。

(5) 简便性——易开性。

(6) 安全性——不含有害物质及毒性添加剂，不产生杂质。

(7) 商品性——透明、光泽度。

(8) 易废弃性——体积减小，环保性好。

(9) 非反应性——不与内装药剂发生反应或吸收。

(10) 经济性——生产效率性、包装基材成本低等。

医药品部分需要 5 年保证期限，尤其是对于一些易吸潮或容易氧化变质的药品。所以，对于包装方面要有很强的阻隔性。而氧气阻隔性中 $0cc/m^2$ 和 $1cc/m^2$ 之差，在 5 年内结果相差相对较大，而且很容易出现问题。如果 0cc 和 1cc 之间的变化不行，就需要求很大组个性包装基材，而且基本都需要采用铝箔的组成。

在药品包装中特别需要注意以下几个问题。

(1) 防治臭味：不允许产生印刷油墨、胶黏剂残留溶剂及封合层的异味。

(2) 防治杂质混入：杂质是指昆虫、黏附异物、毛发、污物混入、材料碎屑等。

(3) 用来盛装药品的包装要根据该药品的性质来选择。例如，光敏感的药物制剂，其包装材料的色泽以深、暗为宜；易引湿的药品最好采用玻璃瓶（可塑性小），其装量也不宜过多；瓶装的液体药品应采取防压、防震措施；粉剂的包装基材按粉剂（颗粒性）的遮光性和吸潮性的档次程度分类；药丸的包装过去多采用 SP 和 PTP 包装方式，而近来八成以上是采用 PTP 方式。

二、严格标示

药品是一种用于治疗、诊断、预防疾病的特殊商品，药品分类不同，其药品包装、标签内容也有所不同。

（一）化学药品与生物制品、制剂

1. 内包装标签内容

【药品名称】、【适应证】、【规格】、【用法用量】、【生产日期】、【储藏】、【生产批号】、【有效期】及【生产企业】。由于包装尺寸的原因而无法全部标明上述内容的，可适当减少，但至少应标注【药品名称】、【规格】、【生产批号】3项（如注射剂瓶、安瓿、滴眼剂瓶等）。

2. 直接接触内包装的外包装标签内容

【药品名称】、【适应证】、【成分】、【规症】、【用法用量】、【储藏】、【不良反应】、【注意事项】、【禁忌证】、【生产日期】、【包装】、【有效期】、【生产批号】、【批准文号】及【生产企业】。由于包装尺寸的原因而不能注明不良反应、注意事项、禁忌证，均应注明“详见说明书”字样。

对预防性生物制品，上述【适应证】项均应列为【接种对象】。

3. 大包装标签内容

【药品名称】、【规格】、【生产日期】、【有效期】、【生产批号】、【包装】、【储藏】、【批准文号】、【生产企业】及运输注意事项或其他标记。

（二）原料药

原料药标签内容应包括【药品名称】、【包装规格】、【生产日期】、【生产批号】、【储藏】、【有效期】、【批准文号】、【生产企业】及运输注意事项或其他标记。

（三）中药制剂

1. 内包装标签内容

【药品名称】、【规格】、【生产日期】、【功能与主治】、【用法用量】、【储藏】、【有效期】【生产批号】及【生产企业】。因标签尺寸限制无法全部注明上述内容的，可适当减少，但至少须标注【药品名称】、【规格】、【生产批号】3项，如注射剂瓶、安瓿等。中药蜜丸蜡壳至少须标注【药品名称】。

2. 直接接触内包装的外包装标签内容

【药品名称】、【规格】、【生产日期】、【功能与主治】、【用法用量】、【成分】、【储藏】、【不良反应】、【禁忌证】、【注意事项】、【包装】、【有效期】、【批准文号】、【生产批号】及【生产企业】。由于包装尺寸的原因而不能注明【不良反应】、【禁忌证】、【注意事项】，均应注明“详见说明书”字样。

3. 大包装标签内容

【药品名称】、【规格】、【生产日期】、【有效期】、【储藏】、【包装】、【批准文号】、【生产批号】、【生产企业】及运输注意事项或其他标记。

药品有效期、批准文号、生产批号等，其标识尽可能做到方式统一、位置固定、色度清晰、容易发现和辨别。提供药品信息的文字说明及标志，应字迹清楚易辨，不得有粘贴不牢或印字脱落等现象，不得使用剪拼、粘贴的方式进行补充或修改。

除此之外，同一企业相同品种若有不同规格，其最小销售单元的标签、包装应明显区别，或规格项应明显标注。

三、 规范操作

严格遵守生产记录所要求的生产和包装过程中的质量控制，以保证产品有鉴别特征、质量和纯度。包括发放包装记录、操作前及操作中的包装线的检查等。具体的包装操作要求如下。

(1) 所需全部包装材料的完整清单，包括包装材料的名称、规格、数量、类型，以及与质量标准相关的每一包装材料的代码。

(2) 最终包装容器中的产品的数量、体积或重量表示的包装形式。

(3) 说明的注意事项，包括对设备和生产区进行的检查，在包装操作开始前确认包装生产线的清场已经完成等。

(4) 印刷包装材料的实样或复制品，并标明产品的有效期、批号打印位置。

(5) 中间控制的详细操作，包括取样方法及标准。

(6) 包装操作步骤的说明，包括重要的作用设备和辅助性操作的注意事项、包装材料使用前的核对。

(7) 待包装产品、印刷包装材料的物料平衡计算方法和限度。

药品装量要根据疗程、剂量和不同的用药人群来确定药品的装量数。药品说明书内容应严格按照批准部门审批的说明书印制、符合客观真实，不得随意增加疗效内容或减少该药品的毒副作用和不良反应内容。

四、 相关法规

(1) 1981 年 1 月 13 日，原国家药品管理局颁布《药品包装管理办法（试行）》。该办法于 1981 年 7 月在全国正式实施，是医药包装行业以法治业的开端，为药品包装管理逐步走向法制化开了先河。该办法对药品包装材料生产企业没有任何限制和约束，主要是针对药厂的包装工序。

(2) 1981 年 11 月 13 日，国家医药管理总局、原卫生部颁布了《关于贯彻〈国务院关于加强医药管理的决定〉有关医药产品包装问题的通知》，其中规定：①药品包装必须注明省、市卫生厅（局）批准文号和生产批号、生产单位、有效期（限有效期的药品）及剧毒药品标志的规定；②药品的小包装盒（袋）必须印有注册商标；③从 1982 年 1 月 1 日起药品包装需注明药品的品名、主要成分、规格、主治（作用、功能）、含量（保密品种除外）、用量、用法、禁忌、毒副作用、注意事项等内容；④药品包装必须保证药品的储运和质量，严禁生产厂和分装厂使用陶瓷瓶、保温杯、饼干筒、茶叶盒、旅行包、箱等非要用包装容器包装药品，销售医疗、收购单位不允许要求生产单位采用任何生活用品作为药品包装的材料。

(3) 1983年2月17日，由国家药品管理局制定颁布《关于加强药品包装管理的规定》。该规定为加强药品包装管理，克服药品包装中的不正之风，制定如下规定：①药品包装容器、包装材料上除印刷与被包装药物有关的内容外，不得印刷与被包装的药品完全无关的图片和文字，如厂景、风景、明星头像、花卉、红双喜及本厂各种产品介绍等(出口的名贵中成药传统包装例外)；②对已用塑料瓶、玻璃瓶、铁盒等容器包装并已起到保护药品质量作用的小包装，不准再使用塑料盒或马口铁筒作为中包装容器；③不许用生活用品（如糖盒、茶叶盒、饭盒等）包装药品。

(4) 1988年2月12日，原国家医药管理局制定颁布了《药品包装管理办法》。该办法是原国家医药管理局根据《药品包装管理办法（试行）》参考先进国家有关药品包装法规、法令、准则等对原试行办法，试行情况及国内包装技术、机械、材料等发展情况进行了修改。新办法对药品包装提出了规范性的要求，涉及药品包装的各个方面，其内容包括：①药品包装必须符合国家标准、地方准定、专业标准或经所在省、自治区、直辖市医药标准局和管理部门审批的企业标准；②工作人员，对包装管理人员和包装操作人员在文化素质、培训计划、职责及身体状况均有相关规定；③包装材料，主要对直接接触药品的包装容器、材料有特殊的规定，要求必须无毒、无污染、不与药品发生化学作用等，药品包装材料必须符合卫生要求；④包装厂房，包装厂房的流程布置必须防止药品污染和混杂，防止昆虫进入，室内表面光滑无缝隙，药品直接暴露在空气中的包装区域，要符合有关洁净度规定的要求；⑤药品储运包装方面，规定在正常储运条件下，包装必须保证在有效期内合格的药品不变质；药品包装必须加封口、封条、封签或使用瓶盖套、防盗盖等，并对药品的储运图示标志和运输包装标准均做了相应的规定。

(5) 1996年4月29日，原国家药品管理局颁布了《直接接触药品的包装材料、容器生产质量管理规范（试行）》。该规范的章节和内容是参照《药品生产质量规范》编写，首次提出药品包装材料洁净厂房的设计应当符合医药工业洁净厂房的设计规范。该规范颁布后，医药管理部门首次对药品包装材料、容器进行了正式的认证监督，只有对通过认证的企业才可颁发《药包材企业生产许可证》。规定企业必须获取《药品包装用材料、容器生产企业许可证》方能生产、经营直接接触药品的包装材料、容器。省、自治区、直辖市药品监督管理部门颁发此证。

(6) 1999年6月18日，原国家药品监督管理局发布了10号令，颁布了《处方药与非处方药分类管理办法（试行）》，将药品分为OTC和非OTC两类。该办法第七条规定非处方药的包装必须印有国家制定的非处方药专有标识，必须符合质量要求，方便使用、储存和运输；每个销售基本单元包装必须附有标签和说明书。

(7) 2000年4月29日，原国家食品药品监督管理局发布了21号令，颁布了《药品包装用材料、容器管理办法（暂行）》，对药品包装材料、容器实施产品注册管理制度，并将药包材分为Ⅰ、Ⅱ、Ⅲ类。生产Ⅰ类（直接接触药品且直接使用的药品包装材料、容器）的企业必须获得国家药品监督管理部门颁发的《药品包装用材料、容器注册证（Ⅰ类）》方可生产。生产Ⅱ类（直接接触药品，但便于清洗，在实际使用过程中，经清洗后需要并可以消毒灭菌的药品包装用材料、容器)、Ⅲ类（Ⅰ、Ⅱ类以外其他可能直接影响药品质量的药品包装用材料、容器）药包材，须经所在省、自治区、直辖市药品监督管理部门批准部门注册，颁发给《药包材注册证书》，并报国家药品监督管理部门备案。

(8) 2000年10月15日，原国家药品监督管理局发布23号令，颁布《药品包装、标签和说明书管理规定（暂行)》。其中规定：①把药品的包装分为外包装和内包装，并对每一种包装做出来相应的质量规定；②药品包装的图案及文字必须按照审批内容和相关规定进行印制；③药品的每个最小销售单位的包装必须按照规定贴有或印有标签并附带说明书；④对储藏有特殊要求的药品，必须在标签、包装的醒目位置和说明书中进行注明；⑤对于特殊的药品、非处方药品、外用药品，在其包装、大包装和标签、说明书上必须印有符合规定的标志。

(9) 2001年12月1日，修订的《药品管理法》颁布实施，该法着重强调了“药品包装的管理”并将其作为一个章单独设立，把在药品包装管理中的直接接触药品的包装容器和材料、药品包装书写内容及药品运输包装等方面做出相应规定的部门规章、地方规章及其他规范性文件上升到了法律层面，使其更具有强制性和普遍性。

(10) 2004年7月20日，原国家食品药品监督管理局发布13号令，颁布《直接接触药品的包装材料和容器管理办法》，代替原国家药品监督管理局第21号令，进一步加强规范了直接接触药品的包装容器和材料的管理。该办法规定，药用胶塞、安瓿、药用（注射剂、口服或者外用剂型）瓶（盖、管)、输液瓶（袋、膜及配件)、药用硬片（膜)、药用预灌封注射器、药用滴眼（鼻、耳）剂瓶（管)、药用喷（气）雾剂泵（阀门、罐、筒)、药用铝箔、药用软膏管（盒)、药用干燥剂11种药包材实施注册管理，注册证由原国家食品药品监督管理局审批、颁发。

(11) 2006年3月10日，原国家食品药品监督管理局发布第24号令，颁布了《药品说明书和标签管理规定》。该规定自2006年6月1日施行，同时废止了原国家药品监督管理局于2000年10月15日发布的《药品包装、标签和说明书管理规定（暂行)》。该规定力求通过标签的管理、规范药品说明书，从源头遏制药品名称使用不规范、“一药多名”等侵犯消费者合法权益的问题，并对标签管理和药品说明书提出了许多新的要求，如商品名称字体以单字面积计算不得大于通用名称使用字体的1/2。对此，实践中许多药品包装也进行了相应的文字或图案的改版。

基于以上规定，我国对药品包装的监管是循序渐进、不断形成的。经历了由无到有，由浅到深，由形式到内容，由笼统到细化，由不规范到规范，由不完善到完善的整个过程，药品包装的监管越来越细致、全面、规范。因此，作为防病治病特殊商品的药品，其装量和包装应该规范化、科学化、人性化和合理化。其中人性化和科学性应当体现在：①选材合理，符合药品医疗的属性和要求；②装量适中，与医疗要求相适应，且方便使用、携带；③药品包装内容应当设计先进，通俗易懂。

第三节 中药材的特殊要求

现代医疗模式正由单纯的治疗逐渐转向保健、预防和治疗相组合的模式。随着广大人民的环保及健康意识日益增强，全球崇尚自然的潮流方兴未艾，同时“绿色消费”、“回归自然”已经成为时尚。正因如此，中药产业在绿色健康产品市场将具有巨大的发展潜力。例如，天然化妆品等，许多原料都来自于中药材；用天然植物研制糖尿病药、防艾滋病药、防癌药、心脑血管药等，都已成为全球医药科技领域和制药企业研发的热点，很多西方发达国家还投入巨资进行研究，而我国的许多中药材都是研究中必备的原料。

我国拥有世界最丰富的中草药资源，据统计共12807种，其中药用植物11146种，药用动物1581种，药用矿物有80种。并且我国开展了药用植物的人工栽培研究工作，以扩大药源性植物的数量和种类。但栽培中药的标准化问题，“道地”性问题，以及重金属含量和农药残留等一直是中医药界争论的热点话题。由于国际化竞争的不断加剧，对中药材进口的质量要求也不断提高，相应的技术手段和检测设备也越来越先进，一直以来我国中药材有效成分含量偏低或不稳定。安全性及有效性差、农药残留及有害物超标等一系列问题是因为技术的应用不规范造成的。因此，中药材的生产要在保护生态环境和自然资源的前提下，充分实现中药资源的可持续利用，实现中药产业与社会经济的协调发展。

现如今中药材的生产和流通模式，是以我国传统的中药材生产和流通模式为主导的，即市场＋农户模式，这种模式对于我国中药产业的发展极其重要，但随着中药产业向现代化发展，这种模式已不再适合时代的发展，最主要的是不能够从根本上保证中药材的质量。现代化是中药与植物药发展的必经之路。中药现代化需要将传统的中药的优势特色与现代化科学技术相结合，达到“安全、可控、有效、稳定”的标准。“药材好，药才好”，因此当前我国一项重要且紧迫的任务就是通过规范化中药材的生产和流通来提升中药材、中药饮片乃至中成药的质量。

我国实施GAP（Good Agricutural Practices，良好农业规范），旨在对中药材生产全过程进行有效的质量监管，是保证中药材可控、质量稳定和中药临床用药安全的重要措施，有利于中药可持续利用和资源保护，促进中药材种植面向规范化、规模化和产业化发展。中药标准化是中药现代化、国际化的基础保证；中药标准化的根源不仅是建设药材种植（养殖）基地，同时也是中药制药工业的“第一车间”，实施GAP规范化管理中药材生产质量，建设好“第一车间”是推进中药现代化建设和保证中药产品质量的有效方式。

1. 生产合理布局与基地化建设

中药材的产地对其品质有很大的影响。中药材生产具有强烈的区域性，中药材不仅要求保证产量，而且更加注重药材的品质，由于药材内所含有的有效成分是防病治病的物质基础，因此有效成分的含量、药材的品质必须符合《药典》的规定。适宜的自然环境是道地优质药材的形成和发展的决定因素之一。产地与生境密切相关。药材生产处的光照、水分、温度、海拔、土壤、植被群落等自然条件的差异，均可影响到药材的生长发育，从而导致药材质量的差异。GAP要求在满足绿色中药材生产基地的生态环境前提下，同时达到道地药材质量控制基础。将中药材的生产合理布局与基地建设作为一项负责的系统工程。因此，因地制宜，合理布局，科学构建基地系统良性循环模式，实现社会效益、生态效益和经济效益三者的和谐统一。

（1）将现实的市场需求和潜在的市场需求作为目标，合理准确地确定区域性的主导品种定位。在有效地保护本区域野生中药材资源的基础上，将抓好道地药材生产作为重点，搞好野生中药材的自然孕育、引种、驯化、种苗的繁殖，加强中药材野生变家养、家种的研究，以此实现中药材规范化种植和产业化生产。

（2）将中药材GAP基地项目作为载体，加强基地建设，壮大产业规模，高起点、高标准地建设道地药材生产基地，构建“企业＋基地＋市场＋农户”的产业化生产格局，使药材生产规模得以扩大。

（3）大力培育区域性的地道药材品牌。在遵循GAP的基础上，树立“可控化、标准化、高品质、无污染”的中药材质量管理理念，发展区域化、标准化、专业化的中药材种植产业。证明“适度规模化的发展”、“规范化的实施”和“企业化运作”是GAP基地建设、实现中药“安全、稳定、可控、有效”的途径和方式，同时也是取得良好社会效益和经济效益的重要基础。

2. 优质种质资源与品种标准化

中药材经过长期的演变分化，形成了具有遗传的各种种质资源，但仍然品质各异，差异很大。种质资源是中药材栽培的物质基础，是决定选种育种能否取得突破的重要环节。优良品种对药材生产起着决定性的作用，因此必须选用优质种源，实现品种（种源）标准化与种子品质标准化，才能提高中药材质量。加强药用种质资源的保护、收集与研究，不断引进新的育种技术和方法，培育出优质高效高产的品种，确定区域性的主导品种定位，实现市场需求及潜在的市场需求，进而实现道地药材的良种化和种子品质标准化。

3. 栽培组合措施与优质高产高效最优化

中药材栽培是一个有机的整体，是由若干个子系统所组成的大系统。中药材栽培研究通常将肥料、播期、浇水、密度、生长发育、生殖规律等子体统的孤立研究作为重点内容，这种子系统的研究结果一旦用于生产上，其增产的效果并不会是子体统增产效果的简单加和，而是远不能达到预期的增产效果，所以必须实施模式化栽培，注重系统的综合性和整体性。通过先进的研究设计方法，优化栽培措施组合，以及简单高效的栽培系统，实现栽培技术定量化、可控化和指标化。

（1）规范化（模式化）栽培技术。加强栽培措施对药材品质，其中包括有效成分含量和有效部位的影响研究，揭示出栽培因子对药材质量和产量的影响规律；改变侧重于产量研究的现状，为优化栽培技术奠定相当的基础。

（2）生长发育规律与生理调控研究。生长发育规律对药材栽培有着至关重要的影响，生长发育规律及生理调控机制的研究，是采取合理栽培的依据；栽培措施的指标化对优质药材的生产大有益处。

（3）优化栽培技术。将大宗药材和道地药材的栽培技术的优化作为研究重点，通过制定严格的栽培技术计划，彻底改变目前地道药材的相对原始的栽培方法。引进新的研究方法和系统工程原理，重视单元筛选和研究单元间的关系，发挥整体功能，结合生长规律的研究结果，优化栽培组合，制定优质高产的规范化栽培技术。

（4）化肥污染与配方施肥研究。肥料是植物生长的养分，是中药材生产的物质基础。通过施肥，可补充土壤中养分的不足，满足植物的生长需求。化肥的大量使用，必然会造成药材的污染问题，因此应进行控制对比研究，寻找相应的控制措施，加强配方施肥研究，结合有机肥源，重视和研究有机肥料的应用问题。

（5）化学调控研究。植物生长激素与生长发育调控密切相关，因此加强调控机制的研究，尤其是次生代谢产物的调控研究，是中药材优质高产的重要保障。

4. 采收加工的科学合理化

中药材由于所含的药效物质基础不同，产生的功效也不尽相同。中药材种植年限、季节、生长期、采收时间等因素的不同，均会导致有效成分含量上巨大的差异。

即使是同一种药材，由于各地不同的传统习惯，以及不同的加工方法，对有效成分含量的影响也是十分显著的，因此采收期、采收方法和加工方法的正确选择是保证药材质量合格的关键所在。若想保证药材质量，必须加强有效成分累计的动态研究，建立合理采收制度，规范药材产地加工的方法，尽量消除加工过程对药材有效成分的破坏。

5. 绿色优质药材与生产流通无公害化

随着人们生活水平的不断提高，对无污染中药材的生产也提出了更高的要求。从生产基地布局、生产技术等各个环节可能产生的有害物质污染加以防范和控制，尤其是在栽培过程，中药材经常遭受到各种病虫害的危害，从而影响中药材生产优质高产高效和无公害化绿色化。目前主要依靠化学农药防治造成的农药残留和环境污染问题，采用基因工程和新的育种技术，开发植物性农药，培育抗病虫害的优良品种，研究并实施以生物防治为主的绿色优质药材栽培技术，将是绿色药材研究与开发的重要内容。

6. 规范化的药材质量标准控制

随着现代科学技术水平的提高，应用现代最新科学技术，更高层次上把质量控制与中药材培育栽种结合起来考虑，是中药材现代化的重要保证。

7. 名优药材与药材商标化

目前国内中药材的生产重数量而轻品牌，生产非常混乱，质量更是参差不齐，严重影响了中药的质量，同样对中药质量的控制也产生不利的影响。药材资源的利用与生产也是在向高品位、创名牌的方向发展。中药材的信誉与产地、加工技术、经营单位等所形成的品质品牌密切相关，所以一旦建立了自身信誉，就必须用“商标”来保护。高丽参的成功经验尤其值得借鉴。应贯彻优质药材商标化，实施中药材名牌战略，特别是道地药材生产的发展战略。

中药材 GAP 的实施本身就是一项完整的系统工程，但要真正贯彻起来，还要涉及众多政府部门及专业机构的参与，尤其是同农民在一起实施，包括如何有效地全面落实中药材 GAP 也是一件十分艰巨和困难的事情。树立和落实可持续的科学发展观，因地制宜，坚持求真务实的工作态度，及时地发现问题，纠正并完善机制，提高农民的技术水平，找出解决问题的突破口，必须注意以下三方面的问题。

(1) 政府要加强宏观调控，明确管理主体。不能盲目无序地建基地，不硬拉指标，不盲目夸大不成熟的合作项目，必须遵循“道地药材之乡”，按客观规律办事，对中药材 GAP 基地建设进行全面的指导。

(2) 政府搭建“中药材信息港”平台。为企业的中药材 GAP 全面实施提供准确的新信息保障，提升企业的核心竞争力，从而摸清全国中药材“产、供、储、销”的实际情况，以应付瞬息万变的国内外中药材市场的变化，防治摸底不清、残酷竞争、相互压价的混乱局面，或者是中药材生产背离市场价值规律的现象出现。

(3) 政府要监督好关口及企业全程规范管理。为 GAP 的贯彻实施营造良好的氛围，这就要求企业强制性配备本企业基地土壤化验、灌溉水质标准、有效成分含量检测及专业技术人员监控和中药材生产栽培。

中药产业既是我国独具特色的传统产业，也是我国在国际市场中最有可能获得竞争优势的民族产业。中药现代化的生产需要道地、无农药残留、高品质、重金属含量低等货源充足、无污染的中药材。我国具有广博辽阔、自然生态环境复杂，地形、地貌多样的特点，并且受产地、基源、栽培、采收、加工等诸多因素的影响，药材的有效成分含量会表现出明显的差异，因此必须进行中药材的生产规范管理，进行中药材生产规范研究，并制定相关的政策，以确保中药材生产企业能使用到优质药材，中药企业与药材生产基地建立合作，可以促进优质药材的生产发展，实现中药材生产管理的集约化、规范化和规模化。推动中药现代化，加强发展中药现代化科技产业，是一项功在民族、利在国家、造福人类、继往开来的伟大事业。这一举措的成功实施将对我国社会、经济、文化 、科学等多方面的发展产生综合的带动作用。

目标检测

1. 论述药品生产过程中的道德要求。
2. 简述 GMP 的主要内容。
3. 简述药品包装的注意事项。
4. 论述中药材 GAP 的重要意义。

第五章

药品营销领域的道德

本章教学目标

☆掌握药品营销领域的道德要求；

☆熟悉市场经济下的一般营销道德和药品营销的特殊性；

☆了解药品营销领域道德要求的作用

当前，中国社会正处于经济转型关键期间，还未建立良序运行的道德规范体系，特别是医药研制和生产及销售过程中存在着很多的道德失范、失序现象，急切需要完善有关药品营销领域的道德体系。药品营销者和经营企业不仅需要承担社会道德责任，还应当自觉遵循公认的商业道德。药品既是商品，又是公共产品，国家在药品营销领域实施的药品政策，以及药品经济的自身发展都涉及伦理问题。

第一节　市场经济下的一般营销道德

中国正走向现代化，处于从计划经济向市场经济的转型之中，传统的行为方式、道德准则与现实生活产生了矛盾，市场经济的发展为经济生活提供了新的道德课题。在这种新形势下，药品营销领域的道德体系需要不断完善，确立社会主义市场经济的伦理精神。

物质利益被市场经济放到了突出的位置，社会经济生活将商品等价交换的基本原则引入其中。在转型期间，一些经营领域出现了不择手段追求市场利益的最大化、抛弃礼义廉耻和良知、不讲信誉、不讲诚信等道德失范和道德“真空”的现象。这难道是市场经济的必然结果吗？

经过多年的社会主义市场经济的思考与实践，人们认为市场经济与伦理精神不是相互否定的关系，市场规则的建立及其内在特性要求市场主体必须按照规则，理性地、合乎伦理地进行运作，否则它将无法发展。任何尔虞我诈、背信弃义、不正当竞争的不道德行为均是反市场行为，这些恰恰是由于市场经济发展初期法律与道德不规范所产生的。

市场经济在道德观念、道德关系上发生很多有利的转变，如等价交换、平等竞争、锐意进取、开拓创新、独立、自主的责任感等。自由平等、竞争、开放是市场经济的基本原则，在此基础上还产生互利、公平、自愿、诚信等基本道德原则。

一、 合法营销

药品营销的目的不仅是为人民健康服务，若同时作为一种经营行为，那么必然会带有赢利的目的。如果药品成为商品，其经济本质将逐步显现，药品营销也必然成为一种赢利的经济行为。

合法营销，不损害他人与社会的利益，而求得适宜的利益回报，不牟取暴利，是一种合宜公正的求利行为，是一种道德的行为。在从计划经济向市场经济转型关键时期，建立正确的义利道德观，树立“合法求利亦道德”的思想，在一段时间内，有着重要的意义。那种不顾病人死活，经营假药劣药，牟取暴利、搞价格欺诈的行为是一种损人利己的行为，是道德所不允许的，这种行为只会受到道义上永久的谴责与唾弃。

二、 公平竞争

公平竞争的意识随着改革开放逐渐形成。在市场经济条件下，人们逐渐意识到竞争是市场经济的固有属性，竞争机制虽然能提高整个社会的劳动生产率，但竞争存在行为正当和不正当，公平和不公平，即道德的竞争和不道德的竞争的区别。正当竞争、公平竞争是市场经济基本的道德所要求的。人们对公平竞争的道德期待和理想是，在竞争中同行互相合作，共同互利发展，最终造福社会。

市场经济得以健康发展的根本条件之一是建立公平的市场竞争秩序。竞争机会平等是指参与竞争的主体在整个竞争过程中既享有平等的权利，也应当履行平等的义务，这是创建公平竞争环境的主要内容，是社会主义市场经济得以良性运行的内在要求。

三、 诚实守信

诚实守信，对个体来说，就是履行承诺从而得到他人的信任，对社会群体来说，就是相互履行承诺从而得到的普遍信任，就是每一个社会成员，通过共同的文化、伦理和宗教信仰的方式，在社会长期交往与实践中，建立起一种相互信赖、相互信任、相互合作的道义承诺和价值期待。

诚实守信既是经济社会发展的内在要求，也是市场经济的基本要求，是伦理道德的最底线。它要求每个社会成员都必须做到。对于刚刚起步的中国，诚信对市场经济显得十分重要。市场经济最基本的法律规则和伦理规则便是诚信。在现代社会，诚信的主体不仅仅是个人，集团、公司也成为新的道德主体，政府诚信也得到社会的关注。强取豪夺的假冒伪劣商品、过度包装的公司形象、骗人上钩的虚假广告和承诺、权钱交易、贪污腐败均是诚信缺失的表现。

第二节 药品营销的特殊性

药品生产流通过程由于受到社会经济规律的制约，因此药品和其他的商品一样，具有一般商品的各种特征和职能，即在满足社会需要的条件下，获得正常的商业利润与经济效益。但是，由于药品直接关系到病人的生命安危，关系到人民的身心健康。因此，药品是特殊的商品，具有自身的特殊性。

一、 质量的重要性

药品是用来治病的，药品质量的好坏直接关系到人的生命安危，因此药品营销必须以坚持质量第一为原则。一般商品可以根据其质量的好坏采取降价销售的方式，但药品只有符合质量标准的合格品，而没有“等外品”和“次品”，不合格的药品都属于劣药、假药，是绝不允许进入市场流通领域的。药品是各个国家质量管理最严格的商品之一，药品营销单位也必须依照国家《药品管理法》的相关规定，销售质量合格的药品，对于不合格的药品，不能降价经营，降价收购，从而牟取非法利润。这就要求药品营销人员必须要将病人的利益放在首位，坚持质量第一的原则。它要求在药品的研制、生产、经营、使用的各个环节加强管理，形成质量保证体系。例如，除实施 GSP（Good Supplying Pratice，《药品经营质量管理规范》)、GMP 以外，还必须进行 GSP、GMP 认证，从而确保用户及消费者对药品质量的信任。

二、 商品的专有性

药品具有较强的专有性，也就是说，只有合理使用，才能实现治病救人，保护人民健康的目的。不合理使用或滥用药品，会导致药物中毒或药源性疾病，甚至会危及生命。药品的专有性还体现在它不同于一般的商品，药品不像其他商品之间可以相互替代，或者买不到可暂时不用。药品需要对症下药，处方药必须凭医生处方才能购买，专病用专药，一旦缺货时，需由开方医生重新进行修改并签字，药师方可配制。其他任何商品不能替，也不能盲目地服用，不能随意地销售，必须经过正当的渠道购买。药品营销人员也决不允许只管卖药，而不顾患者利益，只顾经济效益，要时刻按照药品专有性的特点从事各项工作。

三、 消费者的被动性

虽然消费者在购买一般商品时可以自己选择商品，均有主动权。但是在购买药品时，这种主动权非常有限，从本质上看，消费者是被动的，完全听从于医生开方或药师推荐。即便是 OTC 药物，消费者可以自己选择使用药物，但许多消费者仍希望得到药师的更多指导。

四、 时效性

一方面，药品储存保管均有确定的有效期，过期失效，不可再用。失效药品不仅仅表示药物的有效成分低于 90%，还表示分解后产生的成分可能是有毒性的物质。

另一方面，时效性还表现在抢救病人急需用药时，古人云：“用药如用兵。”例如，在农药中毒、毒蛇咬伤时，用药时间就意味着病人的生命。疾病在得到明确确诊之后，就需要治疗，并且用药要及时、迅速。相关部门要有充分的用药准备，以及合理的药品储备。但又要掌握时限，科学管理，按规定的有效期使用，决不能过度地强调资金周转而过量储存，也不能担心积压而不存储而使用药受到影响，所以要根据药品的时效性，科学合理地安排药品。

五、二重性

一方面，对于药品而言，任何药品均具有两重性，即对疾病产生治疗作用的同时，又产生一定的副作用。药品均有一定的不良反应和毒性，有些中药材或中药饮片，自身就是毒性物质。大多数商品并不具备这一特性。药品使用得当会减少其副作用，发挥治疗疾病的作用，若药品使用不当，不仅失去或降低了治疗作用，还会造成其他的不良后果。因此，药品营销人员不但要搞好经营的管理，而且要在售药时做好用药的指导工作，降低因用药不当引起患者的不良反应的可能。

另一方面，对于药品营销单位而言说，同样具有两重性。药品营销事业不仅是社会主义经济事业，还是社会主义福利事业，既要遵循商业道德，又要遵守医药道德。在药品营销中，经营人员不仅要遵循讲求信誉、买卖公平等商业道德准则，而且要对人们的生命健康负责任，以保证防病治病的需要。社会主义福利事业要求药品营销遵循薄利原则，其宗旨是为人民的健康服务。特殊情况下，即使本单位经济效益会受到很大影响，但如果确属公益事业需要，或人民特殊需求，也一定要予以保证。在药品营销过程中，药品的特殊性还决定了要有完善的规章制度，严格按《药品管理法》的规定约束药品营销人员的言行。同时要加强道德品质的教育，使药品营销人员逐渐形成良好的道德修养，自觉担负起履行道德的义务和责任。用道德的力量塑造自己的人格，约束自己的言行，做好药品营销工作。

以上药品的特征决定了药品经营中不仅要遵循一般商业道德规范，还需要遵循药品特殊的购销道德规范。

第三节　药品营销领域的道德要求

一、药品营销领域的商业道德

经营者在市场交易中应遵循自愿、平等、诚实、公平的原则，这些原则都是在社会经济的历史发展中逐步形成并成为公认的道德意识。就是这种公认的道德意识增强了人与人之间的认同感，维系了经济社会的稳定发展。

公认的商业道德一旦形成，为了成为更具约束力与强制性的全社会的行为模式，道义上的要求也随之成为法律上的要求。“自愿、平等、诚实、公平”是公认的商业道德，也是我国市场经济中基本的法律规范。

1. 诚实守信

在药品营销中，诚实守信就是要货真价实，是要在药品质量上取信于民，不购销假药劣药，不做虚假广告，不虚高定价；在销售药品时，不夸大药效，实事求是地阐述药品的副作用与不良反应。中国历史上形成著名的百年不衰的中药房是诚实信用最好的例证。北京同仁堂的堂训“修合无人见，存心有天知”，教导着药家即使是无人可见的情况下，也应认真采药、煎药、配药，只有这样，良心才能经得起苍天的考验。杭州胡庆余堂一直以

"戒欺"、"诚信"，作为药店的道德金字招牌，既赢得了公众的信任，同时也为自己赢得了较大的经济利益。

不诚实，不讲信用最终损害的一定是经营者自身的利益。某地一批不法商人制售假药劣药，有一段时间呈蔓延上升趋势。后经严打，即使遏制住了这股歪风，但因已在药品行业内造成不良影响，每次一提某地，就会使人想到该地假药多。因此该地的医药经济由此受到重创。

2. 公平竞争

只要有竞争的存在，就会有道德与不道德的竞争问题。截至2010年年底，全国药品批发企业共有1.35万家；零售药店门店总数有39.9万多个，其中药品零售连锁企业2 310家，零售单体药店26.2万个，下辖门店13.7万个，所以今后的若干年内，医药商业企业之间的竞争想必会十分激烈。那么又如何开展公平竞争？可以从竞争的目的与手段来进行道德判断。

药店经营者是以优质服务吸引一批固定的药品消费人群，使得不少居民远道慕名前来购药。这样药店采取薄利多销的原则，而且质优价廉，药店赢得了声誉，取得效益后，又改善药店的经营环境，合理采用现代管理和经营手段，大量引进药学专业人才，企业实力大增。这种竞争结果便促进了医药经济的发展，这种符合道德的目的性原则，当然是道德的。竞争的手段是公平正当合法的，亦是道德的。

医药经营者若采用欺行霸市，冒用他人商标或名义，冒用其他认证标志；诋毁同类企业；以扩大本企业药品销路，在销售药品过程中，暗地里给药品采购和使用人员钱物等回扣行为，在法律上应被定性为不正当竞争，这是不合法的，也是不道德的。

二、 药品营销领域的道德要求

在诸多的药品营销的伦理道德中，最根本、最重要的就是药品营销者与用户之间的关系，而药品营销工作的根本所在，就是调整好这种关系。在这个关系中，药品营销工作的根本宗旨是为广大人民群众服务，是通过把药品从生产厂家流转到用户手中来为人民群众健康服务的。在所有这些关系中，既有各个经济利益之间的关系，又存在着不可忽视的道德伦理关系。

（一） 药品营销者的道德要求

1. 尽职尽责，满足需要

尽职尽责，就是要忠于职守，为减轻病人的痛苦，恢复病人的健康努力做好本职工作，竭尽全力、保质保量地满足用户的需要。药品营销单位要满足用户的需要，取决于能否采购到让用户满意的药品。所以药品营销部门要以敏捷、灵活的触角，及时捕捉市场信息，并且观察市场变化，要做到药品营销品种齐全，优质价廉，以保证供应，而那些对用户急需，市场又紧缺的药品，要想方设法及时解决。尤其对特殊时期、特殊任务需要的品种不遗余力做到确保用药。在药品采购中一定要坚持质量第一的原则，严把质量关，未经批准生产，或没有质量检验合格的，或过期失效霉变的药品均不得采购。药品采购人员要深入到药品仓库、生产车间、药材种植场，亲自看样品，验证质量，防止伪劣或淘汰药品流入市场。只有这样，才能在采购药品这一环节上保证质量，杜绝伪劣药品。储藏保管是药品营销工作的一个重要环节，只有储藏保管人员尽职尽责，才能保证药品质量，保证储藏安全。一些特殊药品尤其要做好特殊保管，不能有一丝一毫的违规，而且要做到及时检查，以确保药品质量和药品储藏的安全。

2. 严肃认真，小心谨慎

严肃认真，小心谨慎首先要求每一名储藏保管人员在出入库时都要以严肃认真的态度，小心谨慎，加强检查，严格把关，防止不合格药品入库或出库。入库检验是防止伪劣药品进入市场流通环节的一道重要关口，必须严格执行质量标准，依法办事，绝不允许质量低劣的药品入库。在进行药品质检后，还要对来货与单据所列规格、品名、产地、厂家、批号、数量等项目进行全面仔细的检查，做出详细记录。在药品出库时，也要认真对待，小心谨慎，坚持执行“先进先出”、“先产先出”、“易变先出”、“近期先出”4个原则。对规定禁止使用的药品，过期变质的药品，质量不合格的药品等，都不能出库，决不能为了一点经济利益而使伪劣药品流入社会。

近年来，我国药品储藏保管人员克服重重困难，坚持质量标准，在入库、出库上严格把关，很好地控制了伪劣药品的流通。药品在销售过程中，销售人员要从安全用药的原则出发，更要严肃认真，小心谨慎。要严格按照规章制度办事，不能忽略任何一道程序，若遇到剂量不符合规定或配伍禁忌的处方，应拒绝售出，对毒麻药品更是要按有关规定严格执行，只有这样才能确保病人用药安全。药品既有治疗作用，又有毒副作用，如果在使用时品种或剂量发生差错，很有可能造成不可挽回的损失。某一药房曾经错把一味有毒的中药当作另一种药售出，幸亏发现得早，根据线索及时找到了买药者，而此时，病人家属已把中药煎好，已放在桌上，就要喝下去。虽然惨祸没有发生，但所有的药品销售人员都应吸取这个教训，绝不能因为粗心大意，给病人带来危险。

3. 平等待人，热情服务

在社会主义国家，药品营销人员与用户之间的关系，是平等的服务与被服务的关系，没有高低贵贱之分。所以药品营销人员应对顾客要一视同仁，不可厚此薄彼，应尽力使自己的工作让每一个用户的满意。只有做到平等待人，才能体现热情服务，谦和恭敬，文明有礼，才能在服务中融洽与客户的关系，赢得良好的信誉，这对社会效益、经济效益都有很大的益处。所以平等待人既体现了对人格的尊重，也拉近了人与人之间的距离，更容易取得信任，产生良好的信誉效果。

药品经营人员对顾客的服务一定要热情周到。药品储存工作的特点是大批进、小批出，单一品种进、多样品种出，一次进、多次出，而且出货时数量又小，既要及时，又要准确。这就要求储藏保管人员牢固和树立为顾客服务的思想，全心全意方便用户，热情为用户服务。

在药品销售过程中，要周到热情地服务。对于顾客提出的要求和困难，都要尽量满足和解决。在售药过程中，还应热情、主动地向顾客介绍药品的用法、性能、禁忌、剂量等，防止顾客因不懂药品的知识，滥用药品而造成用药事故，甚至危害病人健康。售出毒性药品等特殊管理药品时，一方面要严格按规章制度执行，证件齐全，手续完备；另一方面又要仔细问明情况，防止用药杀人或自杀事件的发生。发现可疑人员，可以向有关部门报告，或做好劝解工作。

总之，药品经营人员要讲究文礼貌待、文明经商。在工作场合，药品经营人员精神要集中，举止要端庄，衣着要整洁。不允许嬉笑打闹，举止轻浮，更不能只办私事，冷淡顾客。对顾客要有礼貌，要有耐心，要尊重顾客，绝不允许同顾客打骂。同顾客交谈时，语言要文明、同情、关切、礼貌。顾客一般都是病人或病人家属，因为受疾病的折磨，一般很难有好的心情，药品经营人员应该有充分的耐心和宽容，即使顾客的态度不好也应该体谅。

4. 刻苦钻研，精益求精

医药学是一门知识精深、广博的科学，药品营销人员如果不能很好地掌握必要的医药知识和技能，就没办法做好药品营销工作。因为药品营销工作是以药学专业知识为基础的，且同时它还需要具备多学科的知识，如营销学、经济学、管理学和公共关系学知识等。尤其当前医药学的发展已日新月异，新药开发工作又涉及许多新的科学领域，要有不断学习、不断获取知识的进取意识，苦练内功，在知识和技能上精益求精，才能适应药品营销管理工作新的需要。

例如，药品储存，由于药品各自不同的特点和性质，需要不同的储藏条件。中药材及饮片是植物的组织，含水分较多，易受虫蛀发生霉变，储存中应注意通风、干燥，相对湿度不能超过75%，并同时应存放干燥剂。抗生素类、生物制品等有有效期的药物，都规定了一定的储存条件，并且过期不能使用。除了防止储存不合理造成的损失外，还要防止药品自身发生的变化。一般药品在存放期间都有自发的物理变化和化学变化，这种变化虽然是自然性的，但是可以通过科学管理，消除或防止一些自然因素对药品质量的损害。例如，正确地采用通风、吸潮、密封、避光、保温、降温等措施；条件不完全具备的，还可以发挥自己的能动性，如开窗、翻晒、关窗、转垛等。要想做到科学管理药品，储存人员必须要刻苦学习，并且熟练掌握药品特性和储存规律，只有把科学管理同工作热情很好地结合起来，才能更好地保证药品的质量。

药品销售人员也应该掌握较强的知识。曾经一位药店营业员在接待顾客时，得知是为一位孕妇抓药，而药方上有几味药有很强的活血化瘀功能，极易导致孕妇流产。于是，他就提醒顾客再去咨询医生，结果真的是拿错了药方。在实际工作中要做到这一点，光凭工作热情是不够的，必须有丰富的医药知识，才能更好地为顾客服务。

5. 尊重同行，团结协作

要圆满地完成药品营销工作，必须处理好药品营销人员之间的关系。药品营销人员之间关系，不仅关系到药品营销工作的开展，而且会直接影响药品营销人员与消费者之间的关系。由于经营人员工作环境、所受教育、个人努力程度等不同，这就需要尊重同行，相互学习，友好相处，相互协作。现代化的药品营销需要采购、储藏、销售等各环节的配合，没有众多人的合作是不可能完成的。这就要求药品营销人员在以为人民健康服务这一总目标的前提下，彼此相互支持，主动配合，从各自工作岗位出发，为顾客提供优质服务。

（二） 药品营销企业的道德要求

企业要遵守市场经济道德规范，遵循合法求利、自愿、公平、诚信等公认的商业道德。药品营销企业的道德规范涉及面广，现仅从企业整体的角度，从社会责任、企业服务、产品质量、企业员工等4个方面提出药品营销企业和行业应当遵循的道德规范。

（1）统筹兼顾，正确处理两个效益的关系，将社会效益放在首位。药品和医疗服务一样，都具有公共产品的性质。在社会主义市场经济条件下，作为社会的重要组成部分，企业既要谋求利益最大化，求生存和发展，更要维护和增进公共利益；不仅要追求经济效益，更要追求社会效益。社会效益与经济效益都是矛盾的统一，社会公共利益与企业自身利益，企业要从统筹兼顾，长远利益出发，处理好两者关系，并坚持把社会效益放在首位。

（2）确保企业的产品与服务符合国家标准，有利于消费者身心健康。药品是特殊商品，药品营销企业必须将患者的生命安全放在首位，高标准、高品质地为社会、提供优质产品和优良服务。

（3）在法律允许的范围内互惠互利，公平竞争，共同发展。药品营销企业间的竞争要符合道德规范原则。竞争是手段，不是目的，提倡互惠互利、公平竞争、共同发展，反对不正当竞争。

（4）尊重职工，关心职工，充分发挥职工的积极性和创造力。要提倡企业文化和企业精神，以共同价值观领导企业职工与企业同甘苦、共命运；在实现企业目标的同时，实现职工个人发展目标。

在市场经济的大潮中，越来越多成功的药品营销企业意识到企业乃至行业的道德建设的重要性，医药行业的道德不仅有利于自身企业，还有利于行风端正，更有利于社会进步。

第四节　药品营销领域道德要求的作用

药品营销是生产与使用之间的桥梁。药品营销企业的基本职能是组织药品的购、存、销、运活动，使药品快速地从生产领域向消费领域转移，加快实现药品使用价值。其基本任务是，促使药品生产，保证药品供应质量，加速药品流通，满足人民的治病、防病、康复保健和防疫救灾用药的需要。

药品营销道德是指在经营过程中调节药品的需要、储藏、保管、销售、使用诸方面的关系，调节药品营销者与消费者之间的行为准则。制定准确的、具有理想与现实的高度统一的药品营销道德准则，提高药品营销人员的道德水平，对于保证药品质量，改善服务态度，指导消费者的用药安全，提高服务质量，具有重要的意义。

一、提高药品营销人员的素质，改善服务态度

药品营销人员的素质是由道德素质、能力素质、知识素质等诸方面构成的，道德素质是其中的重要构成部分。良好的职业道德能使药品营销人员具有高尚的道德理念和道德行为，良好的道德能指导药品营销活动，使营销人员在工作中自觉抵制不道德行为。同时能注重自身全面素质的提升，感受到自身价值的实现并认识到工作的重要性。良好的道德要求，首先需要从业人员以高度的责任感对待患者，全心全意为患者服务，做到热情、耐心、周到、供应及时。购进药品保证质量，保管药品精心细致，发售药品小心谨慎，买卖公平，在药品的流通中信守合同。

社会主义职业道德的核心是全心全意为人民服务，这是由人民群众的历史地位所决定的。药品营销人员与顾客之间应该是平等的关系。明白了这个道理，树立起正确的道德观念，药品营销人员在日常的工作中就会自觉地端正服务态度。良好的服务是保证患者安全用药、促其早日恢复身体健康的重要因素，同时也会使药品经营人员感受到自身价值的实现和认识到工作的重要性，增强光荣感和使命感。道德高尚的人在工作中能自觉遵守各项规章制度，遵守道德原则和道德规范，用心搞好自己的工作。购进药品时保质保量，保管时精心仔细，售药时公平买卖、小心谨慎，同情病人、关心病人，想病人之所想、急病人之所急，全心全意地为顾客服务。反之，一些道德水平低下的药品经营人员不能正确认识并处理服务过程中的伦理关系。购进药品或马虎大意，或为从中牟利不顾药品质量；保管药品粗心大意，敷衍了事；零售药品看人下菜，熟悉的人或有利可图的人就亲之敬之，不熟悉或对自己无利的则语言生硬、态度冷淡，对药品的用法、用量、注意事项不做认真交代，甚至与顾客发生冲突。这种不道德的行为是对患者生存权、生命权的侵犯。

实践证明，只有以良好的职业道德自我约束，才能端正其服务态度，自觉地搞好药品营销工作。

二、 促进药品供应，提高两个效益

药品供应与药品采购、储藏保管、销售等方面的工作有关。在这个过程中，良好的药品营销道德能使药品营销人员为了满足顾客需求，有选择的多方面采购药品，切实保证质量，用心储藏，精心管理，开辟广泛的销售途径，保证药品供应渠道畅通。只有保证供应，才能促进经济效益和社会效益的增长。这无疑能在满足顾客对药品的需求、提高社会效益的同时，也提高本企业的经济效益。调查显示，假劣药品中有61.7%是中药。假劣中药大量存在，中药的地方性、多样性、习用性及检验识别方法科学性较差有一定的关系，同时也与中药经营者的道德水准低有直接的联系。良好的药品营销道德能促使经营者对人民的医疗保健事业保持高度的责任心，在自己的岗位上兢兢业业、小心谨慎地工作；反之，就会被单位和个人的私利蒙住双眼，用假劣中药骗取钱财，也给人民群众和国家利益带来巨大损失。

在供应过程中要处理好这种社会效益与经济效益的关系，自古就有“黄金有价药无价”的说法。因此，在药品供应过程中切不可利欲熏心，更不能见利忘义。但同时也要创造条件开辟市场，尽可能满足供应，以增加经济效益，保持企业的生机与活力，更好地为用户提供优质的药品。

中药材经营是药品营销的一个重要组成部分，促进中药材经营，对于促进药学市场的发展具有重要的作用。因此若能体现出良好的职业道德必然会促进中药材经营的发展，在中药材经营中，要做到保证质量，选择优良产品供应市场，这是首要的关键。没有优良的中药材就不会生产出优质的中成药，继而也影响了临床对饮片的需求。所以要做到供应及时，不能断档，要搞好服务。

三、 良好的药品营销道德能促进两个文明建设

药学道德是建设精神文明的重要组成部分。在药品营销的过程中履行良好的药品营销

道德会对建设精神文明起到积极的促进作用。

医药道德水平的高低是衡量医药部门工作的重要标志，加强道德修养，可以进一步提高为人民服务的自觉性。要树立认真负责、文明礼貌的道德风尚，努力学习药品及营销知识，不断提高业务水平，使技术精益求精，以求为人民群众提供最优质的服务，把本单位建成真正的文明窗口。

药品经营人员的高尚道德品质不仅对本单位精神文明建设有重要意义，而且直接影响了服务对象，感染了顾客，使他们自觉地讲文明、讲礼貌，这对于促进整个社会精神文明建设，也有十分重要的意义。如果药品经营人员本身缺乏应有的道德品质，服务质量低下，再加上服务态度不好，势必会给社会带来不良影响风气。

药品经营道德作为社会主义精神文明内容之一，是不可能自发地产生的，它既需要马克思主义理论的指导，又要学习道德理论知识，还要学习其他同行的优良道德品质。因此，树立崇高的药品经营道德风尚，不是一件轻而易举的事，它需要药品经营人员在实践中不断反复磨炼、提高。

目标检测

1. 论述药品营销者的道德要求。
2. 简述市场经济下的一般营销道德。
3. 简述药品营销的特殊性。
4. 简述药品营销领域的商业道德。
5. 简述药品营销领域道德要求的作用。

第六章

药品科研领域的道德

本章教学目标

☆掌握药品科研人员的道德要求；

☆熟悉药学科研领域的一般道德要求；

☆了解药品科研的意义和药品科研领域面临的伦理道德挑战。

科学研究是当今社会发展最重要的推动力，同时也是人类最基本的实践活动之一。其基本任务是解决人类对客观世界“能”与“不能”、“知”与“不知”的矛盾。人类对客观世界的认识是通过科学研究实现的，人类对客观世界的改造也是通过科学研究达到目的的。人类改造世界时，要想使自己的劳动成果有利于人类和社会的发展，那么这些科研人员必须要具有高尚的情操和良好的道德意识。伴随着现代科学技术的飞速发展，科研道德极其重要，而其中最重要的莫过于直接作用于人的生命的药品科研道德。

第一节　药品科研的意义和道德要求

药品是直接关系到人生命的物质。药品科研的目的是揭示生命运动的本质和规律，探讨增进健康、战胜疾病的途径和方法，同时提高药品质量，开发药物新技术和新品种，增进药物的有效性、安全性。它是医药学发展的内在动力，推动医药学发展。药品科研道德是调整药品科研中人与人、人与社会之间的伦理关系所应遵循的行为规范。

崇高的科研道德能够保证科学研究获得预期目的，同时也会促进医药科学发展。在这个领域中药品科研人员面对的是生命、科学与道德之间的矛盾。这是药品科研人员必须面对并解决的课题。

药品科研虽然不是人类的科学实践活动，却表现出强烈的道德色彩，体现出强烈的道德性质。药品科研道德是一个特殊领域，是医药道德的一个重要组成部分。它能够调整医药研究实践中各种利益矛盾，指导医药人员根据确定的道德原则，在两难境地中做出正确的行为选择。

一、　药品科研道德研究的意义

药品科研道德是医药学发展和药品科研的精神动力和必要导向。它规范了药学的正确发展方向，确保了药学的人道主义性质。因为药学科研直接涉及人的生命，在研究的目的、方法和手段的选择上，实验方式的采用上，实验的结果及成果应用方面，都和参与研究的各方面密切相关。其中实验主体与客体之间、客体与社会群体之间、主体群众内部同行之间、现实与长远之间的利益冲突，有时是十分尖锐的。在这些矛盾面前，药品科研人员要想确保自己的行为符合医药学人道主义的性质，使自己的行为符合人类整体健康利益和受试者个人至高无上的生命利益的需要，这就变得相当困难。就需要药品科研道德的参与。

（一）体现药品科研的功能

药品科研道德的意义体现出其具有说明功能、进取功能和调节功能。

说明功能是通过正确的药品科研道德观念，使人们在科研过程中认识“善”与“恶”，明辨“是”与“非”，分清“正确”与“错误”，从而解决问题的“应该”与“不应该”，使药品科研人员做出正确的行为选择判断。该功能依据正确的药品科研道德意识和观念而得以实现。

进取功能主要是引导药品科研人员不断完善自身的道德人格，树立正确的科研目的，追求更远大的目标，从而保证药品科研事业的完美和发展。

进取功能需要社会的激励给予支持和药品科研人员高度的自律性。

调节功能主要在于调节药品科研领域当中的各种利益矛盾。包括科研主体与客体，科研主体内部群体及主、客体与社会之间的矛盾。制定各种规范来约束指导科研人员的行为，解决“做什么”和“怎样做”的问题，从而保证药品科研人员的行为有所遵循，药品科研能够正常有序地进行。该功能依赖于其规范性和社会维系手段而发挥作用。

（二）引领药品科研的方向

把药品科研与人民需要、国家建设、医药学发展三者紧密结合起来是当今社会主义医药伦理的要求。我国经济发展的状况实力决定了医药科学要解决什么问题，要进行什么样的研究。

通过药品科研人员调查研究，发现和解决医疗卫生工作中的各种新问题，保障和增进人类的健康，推动社会主义发展，否则，药品科研就会失去社会价值和道德价值，就会变得毫无意义。因此，无论是近期的小项目或大项目、基础的或临床的，凡是能够协调人民需要、国家建设、医药发展三者关系的选题，都是有实际意义的。随着新的诊断、治疗技术的不断问世，新的药物又出现了许多新的问题。有些新药品、新器械、新技术在具有某种诊断、治疗和保健作用的同时，还具有某种副作用，病人应用后会出现不良反应，甚至影响到病人的健康。

这里面就存在着“怎样做是不符合道德的，怎样做是合乎道德的”问题。如果医药人员抱着对人民极端负责的态度，有高尚的道德境界，他就能审度得失、权衡利弊及决定取舍；相反，如果药品科研人员急于成名成家，道德境界不高，一心为个人打算，就不可能搞出科研成果，甚至为了请功受奖，明知有害，也向社会推广，就会给社会和人民带来严重危害。

我国著名的医药学家楼之岑教授选择课题时首先考虑人民健康和国家建设的需要，而不是片面强调和追求高深的理论。他常说：“国家亟待解决的问题，就是科研首先要解决的课题。”他以应用药学方面的实际成就为科研人员树立了榜样。科学研究客观要求是既彼此分工又相互协作。随着现代医药科学技术的发展，医药科学与其他学科之间交叉越来越密切，各学科体系内分科也不断精细化，一个人要想掌握药品科研所需要的全部知识是很困难的，一个人关在屋子里单独搞发明创造的时代已经过去。而今天一项现代药品科研课题的完成，不仅要求本学科科研人员精诚团结、亲密合作，而且常常要求进行跨地区、跨学科、跨单位的分工协作，甚至有些课题需要国际间的科技协作才能完成。医学、化学、病理学、毒理学、生物学、微生物学、药理学、物理学、物理化学、药剂学，以及化学工程、生物工程、电子计算机和市场学、商品学、情报学等学科的联合运用，才保证现代药物的研究和发展顺利进行，这就需要药品科研人员要善于和乐于协作。

在这里，道德的作用和要求显得尤为突出和重要。一个学识渊博、道德高尚的科研人员，只有正确认识自己和自己所承担的科研项目，才能在一个科研群体中做到互相尊重、互相学习、互相支持，很好地团结他人一道工作。相反，如果科研人员没有良好的道德修养，就会以自我为中心，排斥同行、互相保密、不识大体、不顾大局，这种行为必将阻碍科学研究的进行。因此，搞好药品科研的重要条件是群体合作。许多著名的医药学家取得的卓著成就，都是他们善于与人合作共事的结果。

（三） 医药科学发展的精神动力

道德与科学，两者互相影响，互相促进，又共同发展。科研人员必须具有高尚的品德，这是科学的要求，而科学事业发展的精神动力就是高尚的品德。

为社会主义建设提供精神动力是马克思主义信仰。共同的思想基础是一个党、一个国家、一个民族赖以存在和发展的根本前提。马克思主义对科学的推崇，是扎根于现实世界的、符合未来客观发展方向的。这种情感是建立在科学的基础之上，基于客观现实，同时又符合事物发展的客观规律。马克思主义情感动力是基于实践基础上的精神动力，它的根基便是实践。马克思主义信仰中的各种因素还具有相关性。马克思主义信仰本身是一种复杂的复合体，其中既包含理性的、认识的成分，也包括意志的、情感的成分。但大致说来，它是知、情、意诸因素紧密地组织起来的。

医药科学与医药道德的关系也是如此，一部医药科学发展史同时也是一部药品科研道德发展史。古今中外，任何重大医药科学成果的取得，都是医药科学技术工作者把聪明才智与高度的事业心和责任感、高尚的职业理想、严谨求实的治学态度和大公无私的献身精神、艰苦奋斗的工作作风紧密结合起来的结果。在医药科学史上，许多著名的医药学家不仅在自己的学术领域内有突出的造诣，而且也为社会科学发展做出了重大贡献，表现出了为社会、为科学献身的高尚品德。我国杰出的医药学家李时珍为了填补以往本草书中的遗缺，纠正谬误，重新编写一部纲目分明、分类合理、名称统一、适于治病的新“本草”，历尽千辛万苦，用了近 30 年时间，系统地总结了 16 世纪以来我国医学的宝贵经验，终于写成了 190 万字的世界名著《本草纲目》。我国当代的医药科学工作者按照毛泽东同志关于“祖国医药是一个伟大的宝库，应当努力发掘，加以提高”的教导，几十年如一日，勤奋工作，刻苦钻研，使古老的中医药学重放光彩。

二、 药学科研领域的一般道德要求

药品科研工作的整个过程包括确定课题、搜集资料、观察实验到发表研究成果或用于实践，每个环节都有道德问题。科研道德应该贯穿于整个科研过程的始终，在这过程中，哪些思想行为是合乎道德的，哪些是不合乎或者根本违反道德的，对于每个药品科研人员来说，都必须有一个清楚的道德是非标准。

（一）实事求是

实事求是是科学的灵魂。科学最本质的特征就是实事求是，尊重事实。医药科研要揭示人体生命现象的本质，探寻增进人类健康，战胜疾病的方法和途径，就必须在客观事实的基础上，实事求是地抽取反映客观实际的规律。只有尊重科学，尊重事实，坚持客观诚实的原则，才能真正揭示医药学的客观规律。这种本质和规律不是任何人的主观意志所能决定的，而是要靠药品科研人员以完全诚实的态度去发现。

在科学研究中，要力戒那种弄虚作假、不顾事实、欺世盗名的恶劣作风，弄虚作假是对人民、对社会不负责任的表现，是与科学精神相违背的，更是一种不道德的行为。发现胰岛素的诺贝尔奖获得者班丁在引用他人研究胰岛素的论文时，将原作者的阳性结果改为阴性结果，抹杀了另一位科学家的成果，使得这位本应当分享诺贝尔奖的科学家名落孙山。班丁本人的形象也因此受到损伤，其违反科学道德的行为长期以来受到科学界谴责。

实事求是还要求在推广、宣传药品科研成果时应当准确、真实。无论在医药学论文、著作，还是在医药广告、专题报道、新闻广播等各种宣传中，都要对人民负责。

20 世纪 80 年代，某市医院宣布研制成功了一种抗癌中草药，许多病家纷纷而来。事后很快查明，这位医生所谓研制成功的新药对治疗癌症无用。随后，凡发表这则新闻的报刊又纷纷登报更正。这不仅使该医院正常的工作秩序破坏，而且使不少病人在精神、经济上都受到了损害。因此，任何一项科研成果推广时，一定要实事求是，不仅要考虑眼前的利益，而且要考虑长远的利益。

实事求是还要勇于修正错误。由于个人能力有限，有时在药品科研工作中难免犯这样或那样的错误，这是正常现象，但是错误一经发现，就要勇于正视和改正。勇于修正不仅不会影响自己的声誉，反而更能证明自己品德的高尚。唐代名医王焘编写《外台秘要》，所引材料出自 69 家方书，王焘每方详尽地注明引文出处以便日后查找与校正。

实事求是也是科学的生命。医药科学研究的任务在于揭示和认识医药学领域内客观对象的本质和运动规律。因此，任何一个药品科研工作者在工作中都必须采取严肃的态度，把尊重事实视为尊重人的生命。药品科研需要进行大量的实验。实验是药品科研工作中十分重要的一环，医药科学中很多成果都是在掌握大量实验材料的基础上，经过科学的综合分析概括总结出来的。因此，在实际工作中，实验设计必须合理，并全部完成各项实验步骤和项目；在实验中必须观察和记录，如实记录实验数据，保证实验结果的可靠性、准确性和可重复性；对实验结果的分析，一方面应客观地估计实验过程中的各种主观因素，另一方面在与假说相对照时应注重实验结果，如发现实验不符合要求或失败时，必须重新实验，而不能把失败或不合格的结果作为依据；撰写科研论文要尊重客观事实，对于实验中获得的各种原始材料、数据，经过归纳、科学统计处理，通过科学思维进行抽象和概括，做出符合实际的总结和科学结论。不懂装懂、粗枝大叶、轻率马虎，不仅危害医药科学事业发展，而且也损害国家和人民的利益。

（二） 坚持真理

认识科学真理是一个艰难的过程，在认识之后坚持真理也需要非凡的勇气。有时坚持真理比认识真理需要更强的意志。

敢于突破传统的观念束缚，冲破社会舆论的诽谤、攻击，冲破权威的压制，甚至冲破整个社会习俗的反对坚持真理，需要相当大的勇气。在这样巨大的压力面前是否能坚持真理，这是对医药科研人员的严峻考验。坚持真理可能会付出个人名利、声誉，甚至是生命的代价，但是真正的科研人员，出于实事求是的基本品质和对科学的忠诚，一定勇于坚持真理，否则就不可能有所前进。

大量的例证说明了这一点，最著名的例子当属坚持哥白尼“日心说”的意大利科学家布鲁诺。在医学界，第一个提出血液小循环学说的西班牙医学科学家塞尔维特因为反对教会的错误观点，受到惨无人道的严刑拷打，但毫不畏惧。他说：“我知道我将为自己的学说、为真理而死，但这并不会减少我的勇气。”在他被教会判处火刑即将执行的时候，他镇静地说：“烧吧，真理是不怕火烧的！”他为真理献身的勇气，来源于他对科学真理和医学事业的坚定信仰和追求。

（三） 团结协作

科研协作是加速医药科学发展的一项重要措施，也是当代科学发展的一个重要条件。现代科研已经进入群体创造的时代。新技术、新知识不断出现，各学科的传统界限正在逐渐消除，任何一个科研工程或项目都是群体合作的结果。许多重大课题的研究都体现了多方面力量、多学科的合作。因此，药品科研工作者需要具有团结协作的道德风范。

从历史唯物主义的观点看，科学具有继承性，每一代人的成绩都离不开前人的劳动成果，后代人继承前人的科学成就，在原有基础上向新的高峰攀登。医药学的继承性尤为明显，没有前人的劳动，就不可能有后人的成功。从某种意义上说，尊重他人的劳动正是取得新成绩的基础所在。医药学的发展也是如此。实事求是地对待合作者的贡献，正确处理与合作者的关系，正确评价他人的科学成果，尊重他人的研究成果，特别是正确对待自己的名利，这体现着一个科研人员的优良品德。

三、 药品科研人员的道德要求

医药科研道德具有规范性。它既有与其他专业科学研究相同的一般的道德要求，也有独具医药科研领域自身特点的特殊的道德要求。

（一） 理想与志向

在医药学上做出卓著贡献的人无一不是富有志向和理想者。他们对于人类的健康事业负有强烈的责任感，十分关心人类的健康事业，因而总是尽力用自己的学识来造福于人类。

药品科研是一项与人民群众的身体健康和生命安全密切相关的、极为复杂的工作。药品科研人员在进行科研工作时，应始终为增进人类的健康这个目标开展工作。只有这样，才能不计较个人得失，不图个人名利，严格遵循医药实验的伦理要求，为人类的健康事业坚韧不拔地工作。有了这种道德境界，科研人员才能不被名誉地位、金钱物质所诱惑，才能把握住前进的航向。

中国医药学家修瑞娟在国外留学时，取得了轰动世界的科研成果。欧美许多制药厂纷纷要求与她“合作”，美国甚至有的药厂以每年6万～8万美元的年薪请她留下领导实验室工作，但都被她谢绝了，她毅然选择了回国。明清时期的医药家卢之颐抱着发展祖国医药学的决心，毕生研究本草，先经过18年的勤奋努力，完成了著作《本草纲目博议》，由于劳心耗血，累瞎了右眼。后来他又去完成父亲未完成的遗著《金匮论疏》，费时4年才实现，在这个过程中又把左眼累瞎了，为科学献出了他的全部精力。这种精勤不倦的科研实践正是崇高理想不断激励的结果。

总之，医药工作者理想要远大，目标要具体，而且要锲而不舍，坚定执着。一个人如果真正有了志向和理想，就必然会对自己的事业有如痴如醉的迷恋之情。医药学更是如此。

（二） 仁爱与严谨

医药科研人员所从事的是直接关系到人类的健康与生命的事业。医药科研人员只有把人类的生命利益放在首位，全身心投入其中，才能在这样艰深的领域当中做出贡献。

医乃仁术，医药科研人员必须满怀对生命和人类的崇敬与热爱，愿意为维护和挽救人类的健康与生命贡献自己的毕生精力。如果对人类的生命缺乏珍爱，对人类的痛苦没有同情，这样的人不能从事医药科研工作。如果为了个人的名利，或者其他利益而去发展医药学，将不可避免地给实验对象或者人类带来无可挽回的损失。

发展医药科学是在探索生命的奥秘，而生命对于每个人只有一次。它不允许医药科研人员有任何的失误或者疏忽。因为每一次失误都可能付出生命的代价。因此，科研人员必须具有严谨的作风，在这个特殊的领域中，它具有强烈的道德意义。

谦虚的品德是科研人员共有的品质。再大的成就在医药学发展的历史长河中也不过是一朵小小的浪花，在知识的海洋中更不过“沧海一粟”。在成绩面前永不自满，是医药科研人员能够不断进取的源泉。

（三） 勤奋与责任

埋头苦干，脚踏实地是成就事业的基础，也是增长才干、获取知识的最根本途径。在医药科学发展的进程中，新事物层出不穷，新发现、新理论不断涌现，没有刻苦精神和强烈的求知欲望，没有顽强的毅力和坚定的意志，是不可能获得成功的。

成就任何一项事业都不能一蹴而就。它需要人们花费巨大的心血，甚至耗尽毕生的精力。李时珍用了27年时间才写成《本草纲目》；获得1977年诺贝尔生理学奖和医学奖的吉耶曼和沙利，经过整整22年你追我赶的奋斗，才获得分离下丘脑激素的成功。他们从上百万个下丘脑中分离出几毫克的下丘脑激素，而且为了这上百万个下丘脑要收集和处理上百万只猪或羊的脑才能获得。

医药科研成果既关系到个人的生命利益，也关系到人类的整体利益。特别是面对现代医药高科技的飞速发展，医药科学的研究将直接关系到人类自身的长远利益和未来，如对克隆技术的研究，对基因工程及药物的研究等，都关系到人类的整体利益。因此，今天的医药研究必须具有对全人类整体利益负责的高度责任感，才能确保医药科研能够有利于人类。

（四） 进取与奉献

医药科学每前进一步都会面对着更多的未知空间。只有敢于探索，勇于进取，才能迈进新的领域。没有创新和探索，前进的步伐就会停滞。科学不承认“终极”真理，更不允许为它划定“禁区”。医药学发展史上每一个新的建树，无一不是对它以前的某种权威理论的挑战，因此医药科研人员要以不盲从、不迷信为信条，解放思想，做勇于开辟新道路的勇士。

医药科研人员在进行科学实验时不可能一帆风顺，挫折、困难、失败都是不可避免的。任何成功都是千百次失败换来的，没有彻底的献身精神和顽强的意志不可能完成创新的事业。科学对人们意志的考验，常常是十分严峻的。它不仅需要耗尽心血，有时甚至做出重大牺牲，包括宝贵的生命。

第二节　药品科研领域面临的伦理道德挑战

科研实践推动了社会的进步，也推动着医药事业的发展，而医药事业的每一步前进都面临着道德的挑战。

一、 新药人体实验的道德要求

人体实验是与医药科研的特点密切相关的。任何一种新技术和新药物，由于动物与人之间存在差异，在推广应用之前要经过人体实验阶段。只有经过人体实验观察，证明无害并有利于某种疾病的治疗时才能正式推广应用。

人体实验随着医药科学的产生就产生了。古今中外有不少科学家在科学研究中，为了无误的结论，往往以大无畏的牺牲精神用自身做实验。他们这种精神使人们免受更多的灾难。现代医药学使人体实验有了更好、更完备的条件，安全性有了较好的保障，而人体实验，对受试者来说，尽管承担了一定的风险，但却给大多数人带来利益，有的患者还可能在接受实验中获得意外的疗效。由此可见，人体实验的科学性和道德原则是一致的，进行科学实验是符合道德的。

人体实验是医药科研的一种表现形式和特殊手段。它以人作为研究对象和受试者，运用科学的手段，有控制、有目的地对受试者进行试验、试治等项研究，以验证医药科研成果对人的作用与价值。它是医药科学研究的最后环节。

人体实验的价值是由医药科研的特殊性决定的。医药科研的目的是为了维护人的健康，其成果最终要应用于人类，因此就必须经过人体的验证。因此，在医药科研中，人体实验是不可跨越的必要环节，具有无可替代的价值。由于医药科学人体实验直接关系到人的生命，因此，在受试者生命利益与医药科学发展面前，如何正确处理两者之间的关系，就成为医药科研道德必须面对的问题。

国际上关于人体实验的第一份正式文件是 1946 年第二次世界大战之后纽伦堡军事法庭审判战争罪犯之后发表的《纽伦堡法典》，它提出了关于人体实验的 10 点声明，主要内容包括：①受试者必须知情同意；②实验对社会有利，且非做不可；③人体实验前应有完备的动物实验；④实验应避免给受试者以精神和肉体的痛苦和创伤；⑤实验的危险性不得超过人道主义的重要性；⑥禁止进行估计受试者有可能伤残或死亡的实验；⑦实验中如发现受试者有可能伤残或死亡，应立即停止实验；⑧精心安排，采取一切措施杜绝实验发生意外伤残；⑨实验期间，受试者有权停止实验；⑩实验必须由受过科学训练的人进行。

《纽伦堡法典》关于人体实验的 10 点声明奠定了人体实验道德原则的基础。1964 年在芬兰赫尔辛基召开的第十八届世界医学大会上通过了"指导医务卫生工作者从事包括以人作为受试者的生物医学研究方面的建议"，即《赫尔辛基宣言》，并于 1975 年在日本东京召开的第二十九届世界医学大会上做了进一步修订（1989 年再次修订）。《赫尔辛基宣言》发展和完善了《纽伦堡法典》的精神，成为现代指导人体实验的有权威的纲领性的国际医德规范。

1982 年，医学国际组织理事会及世界卫生组织制定了《涉及人体受试者的生物医学研究的国际准则提案》。其目的在于阐明《赫尔辛基宣言》中新确立的指导涉及人体受试者生物医学研究进行的伦理学原则如何有效地加以运用。该准则在广泛征求意见并补充之后，于 1992 年 2 月经医学国际组织理事会行政委员会、世界卫生组织有关健康研究的全球咨询委员会批准得以出版并广泛发行。

根据《赫尔辛基宣言》提出来的人体实验道德原则是指导医药学人体实验的根本原则，主要内容如下。

（1）维护受试者利益。医药人体实验中的很多方法和措施都可能包含对人体的某种伤害或潜在的危险。因此以人为对象的生物实验必须坚持以维护受试者利益为前提，严格遵守人体实验的道德规范。医药科研人员应该自觉地制止或阻止受试者出于各种目的而参加具有可预测的高风险性人体实验，即使这种实验对科学或者对社会具有重大意义也不能例外。受试者的利益重于医药科研和社会的利益，医药科研人员应该自觉地把受试者的利益摆在首位。这是医药科研道德的特殊性所在。

（2）尊重受试者的人格和知情同意的权利。在医药人体实验过程中，受试者常常处于一种相对被动的位置。这是由实验双方在医药人体实验中各自不同的角色、任务决定的，并不表明双方地位、人格和权利的不同。所有医药科研人员必须知道，受试者具有自己独立完整的人格尊严、人身权利和自由。实验者必须给予他们完全的尊重，包括他们自主的知情同意的权利。这是所有医药科研人员必须遵守的道德规范，是医药科研人员应该特殊具备的科学道德素养。

（3）坚持符合医学目的的科学研究。医药科研成果会导致对人的生命的认识程度更加深刻，对生命的控制能力更为增强。因此医药科研必须对人的生命负责，必须有利于维护人的生命。这是医药学的目的，也是医药科研的目的。坚持医药科学的人道主义目的是进行医药科研的前提和宗旨。只有坚持医药学人道目的的方向，才能确保医药学对人类具有积极的意义。

（4）坚持科学性原则。以人作为受试者的生物医药学研究直接关系到人的生命，而科学性是人的生命利益的基本保证。因此医药科研人员必须严格遵守科学性原则，这是对人类生命负责，对人的生命利益负责的具体表现，因而不仅是科学要求，而且是道德要求。

（5）全面把握整体性的原则。《赫尔辛基宣言》中规定："保障科研受试者完整性的权利"，"减少在研究时对受试者肉体和精神的完整性以及对其人格的打击"等。这就要求实验者要全面保障受试者的整体利益，包括受试者的身心健康、社会影响、经济负担及福利等方面的问题。同时要求实验者全面贯彻上述原则，体现出实验者责任的整体性。

二、 药用实验动物的生命权利

医药研究离不开动物实验。人们借用于动物实验来攻克各种疑难疾病，研究各种疾病的机制，揭示遗传的奥秘，探索生命的起源。特别是在药学的发展中动物实验更是不可替代的。

实验动物是指经人工培育，对其携带微生物实行控制，来源清楚，遗传背景明确，可用于科学实验、药品、生物制品的生产和检定及其他科学研究的动物。实验用动物则是指一切能用于科学实验的动物，其中除实验动物外，还包括观赏动物、经济动物和野生动物。通常把上述凡能用于科学实验的动物统称为实验用动物。

医药实验直接作用于生命，因此不得不借助于少量动物作为人类的模型或替身来完成各种实验。动物的生命权利从根本上说应体现在人类善待动物的态度和行为上。尊重动物的生命权利是医药科研人员应具备的道德素质之一。

在医药实验中，为了人类的利益，动物实验不可能取消，重要的问题是如何限制实验给动物造成的痛苦，使实验用动物在实验过程中免遭不必要的伤害。

各国都为此制定了动物实验管理法律，既保证了实验结果的科学性，也保护了实验用动物免受不必要的损伤。我国也给予了高度重视。在1988年国务院批准的《中华人民共和国实验动物管理条例》中，对实验动物的饲养管理、营养、操作规程，以及检疫和传染病控制等提出了严格要求，并要求工作人员爱护动物。在使用动物进行实验时，要尽量避免不必要的伤害，减轻实验动物的痛苦，如必要的消毒、麻醉，绝不允许不经麻醉而进行活体解剖等极痛苦的实验。实验后要认真处理伤口，给实验用动物以"人道"的对待。对实验动物的尸体要给以妥善处理，不得乱扔乱放甚至陈尸街头。要深埋或火化，既是为了安全，也是对动物本身的尊重。

三、 基因药物的研发与使用

基因研究不仅被人类称之为20世纪最重要的科研成果之一，同时也被认为是21世纪最有前途的科学领域之一。基因代表人类的遗传信息。可以通过对基因的认识，来揭示人类生命中的奥秘，通过在分子水平上来把握人类的生命本质，进而来操纵或控制生命。基因技术不仅可以广泛用于诊断、治疗疾病及优生方面，对攻克遗传缺陷及肿瘤等主要的疑难疾病均具有相当重要的意义。同时人类也可以用基因研究来构建新的物种、新的病毒，以及植物、动物的新品种等。

通常人们把基因植入人体以达到改善人种、治疗疾病的目的，增强体质的方法称为基因治疗。基因治疗的基本原理是利用正常的基因替换已有病的基因，此方法潜在的伦理学问题基于人类物质的神圣性和纯洁性是否受到亵渎。

从伦理学的角度来讲，基因疗法可以分为体细胞基因和幼体细胞治疗（包括生殖细胞基因、增强和优生基因工程）。体细胞基因仅对个人的基因缺陷进行校正，而幼体细胞治疗不仅影响个人而且会影响后代。当今只允许进行前者的临床试验，而在实践中必须要遵循安全、保密、知情、同意和公正的道德原则，其中最重要的是安全。例如，逆转录病毒可以随机整合进入人体染色体当中，这样就可能会导致缺乏某些重要的活性物质或使隐性致癌基因激活，也可能由于基因重组的原因而产生一些具有强感染力的野生复制型病毒进而威胁医务工作者、患者乃至公众的安全。所以，医学和社会一定要对这一方法进行严格的安全控制，以免伤害患者、医务人员、病人家属和公众。安全性原则不仅指向患者个体而且指向人类。对有关于人类未来的基因治疗应慎之又慎，严格遵守安全性原则。

突飞猛进的基因技术使人类的生命和社会遭到了前所未有的伦理挑战。研究和使用基因药物同样需要遵循道德价值的选择和判断。

应用基因工程技术而生产出来的特定的药物被称为基因药物。基因药物的研制可以应用基因工程技术，通过基因的重新构建，让其分泌一些有用的物质从而来制造药品的过程，或者重新构建它的基因，以减低毒性来制造疫苗。还可以是指依赖于克隆手段，使用基因技术向动物取药的过程。

构建新的基因制造基因药物，不仅可以研制出具有高效的新型药物，满足人类的健康需求，而且可以研制出具有更强毒力的，甚至是新抗原性的病毒。这可能是由于实验室的错误而造成，技术人员原本想构成一个减毒的病毒，由于实验的错误，从而产生了一个毒力更强的或者抗原变异的新型病毒。同时因为实验室的错误，这种新病毒蔓延到社会上，其后果是不堪设想的。甚至还有可能有目的、人为地、有计划地去制造，如生物武器等。基因药物的发展趋势严重。利用基因技术向动物取药不仅具有前述的基因药物的伦理问题，而且还涉及人、畜种系间的伦理矛盾。例如，应用转基因动物产生的药品能否带有一些现在还不知道的动物疾病的基因，从而会对人类的未来构成潜在的威胁？人、畜基因的“融合”是否会导致人、畜一同患病？甚至影响人类基因库的纯洁性？是否破坏人的尊严？用转基因动物生产药物的高效性、廉价性是否会变成巨大的商业利益，从而诱发反人道的违规行为？等等。

总之，基因技术虽然给人类带来了新的生命希望，提高了人类对生命的期望值，但是它所蕴涵问题的严重性必须得到重视。因此，从事于基因研究的科研人员必须要遵循联合国教科文组织提出的《国际人类基因组组织关于遗传研究正当行为的声明》和《世界人类基因组与人权宣言》中提出的道德原则。利用基因技术人工制造基因药物最重要的道德判断标准，就是它的应用结果是有利于人的健康，还是有害于人的健康。

目标检测

1. 论述药品科研人员的道德要求。
2. 论述药学科研领域的一般道德要求。
3. 简述药品科研的意义。
4. 如何理解药品科研领域面临的伦理道德挑战？

第七章

医院药学领域的道德

本章教学目标

☆掌握药剂人员的道德要求；
☆熟悉医院药学的任务和作用；
☆了解医院药学的伦理特征和合理用药的伦理道德。

近些年，国内、国外医院药学工作发生了翻天覆地的变化，在取得极大进步的同时，也加速了与之相关各方面的发展，从多少年的单一供应型逐渐转变为科技服务型。各个方面也逐步得到了完善，不但药学机构由以前的药剂科逐渐被现今由若干门类组成的药学科所取代，使之更满足当今医院药学的需求，满足当代医院药物治疗高质量的需要，而且还具有药品供应、药物制剂、药事管理和药学技术服务等多项职能。

由于当今医院药学的迅速崛起，它在临床安全、有效、合理地使用药物，避免药源性疾病和事故的发生，进一步提高医院的医疗质量，保障人民的身心健康与经济利益等方面产生了重大影响。

第一节　医院药学的任务和作用

现代医院药学的主要任务是根据国家和医院药政管理相关法规和条例，充分运用现代医药科学的技术并结合现代化的管理方法，深入研究关于在医院特定环境下怎样能够更好地展开药学工作，并使之能非常合理有效地为临床医疗工作和病员服务。随着这类科学技术的快速发展，新药、新技术、新设备在医院中得到广泛应用，使它的任务量有所增加，除制剂、调剂、药检和药事管理等工作外，还要开发研制新剂型，不断提高药剂质量，随时与医生、护士保持交流，提供必要信息，协助医生用药，对于药物疗效、副作用及不良反应及时记录等新业务。

一、 任务

医院药学是医院临床的重要组成部分。它的传统任务如下。

（1）采购药品，配发（调剂）药品，保证门诊与病区药房病人的用药需要。

（2）对医院制剂及所用药品进行质量检验。

（3）小量生产配制药剂。

（4）开展药学经济、处方统计核算等工作。

（5）提供药品信息，促进合理用药等。

近年来，这些任务出现了不同程度的改变。按2000年国务院原卫生部下达的改革文件精神指出，要求在几年内，医院门诊药房实行医药分开核算制度，逐步向零售药房过渡。由于医院制剂对于数种临床急需而市场无法供应的品种的限定，使它从传统的调剂、制剂向临床药学方面发展成为必然，因此它面临着以下新的任务。

（1）深入开展临床药学，为医生合理处方提供药学建议。

（2）进行药品疗效监测，实施个体化给药方案，减少药源性疾病。

（3）进行药品利用率等药物流行病学研究，促进群体用药合理性，尤其是防止抗生素的滥用。

（4）监测药品不良反应。

（5）直接面向患者，为住院病人实施单位剂量给药。

（6）为病人提供药物治疗清单，设计尽可能降低病人治疗费用的给药方案，减轻病人的经济负担。

二、 作用

从以上任务来看，医院药学具有以下特点。

（1）药师的知识结构、工作职责、行为规范将出现新的变化与要求。

（2）过去的医院药师只能在门诊药房的窗口接触患者，短时间内，很难得到更多更精准的信息。今后应将深入到临床第一线，直接面对病人，提供心理咨询，交代用药须知，提高病人用药依从性。能够对药物治疗方案、用药合理性、不良反应直接提供意见与建议，排除用药过程中的一切问题。改变过去的药师只能看到“药”的模式，使他们今后能更多地看到“人”。

（3）在日常的医疗工作中要与医生、护士、书本、药学团体更好地有机结合。

三、 伦理特征

医学伦理位于药品使用的环节，与药品研制、生产、经营领域的道德方面有许多共通点，与药品的特殊性、药学人员行为规范方面、基本的药学道德原则是一脉相承的。但由于它的特点，除了以上共通点外，还出现了一些特殊的伦理要求与道德关系。

1. 医学伦理学的特征

医院药学也具有医学伦理学的特征。与医德一样，它也是以维护人类健康利益作为评价药师道德善恶的标准；按医德的要求调整药学人员与各个方面的相互关系，他们与医生、护士具有相同的医德规范。它要求医院药师有文明的语言、优雅的举止、良好的服务态度，高尚的品质，具有以病人为中心，关爱和尊重病人的向善精神。

2. 承担社会道德义务的特征

传统医学伦理学与现代医学伦理学的一个重要区分标志就是前者研究的对象仅限于医疗活动中人们之间的相互关系，而后者在前者的基础上进一步扩展为人与社会的道德关系；同理，药学工作者在药品使用过程中除了对患者承担道德上的义务外，还要对国家、社会承担道义上的职责。医院药师的社会责任主要有：向消费者介绍、推荐最佳治疗药物和用药指导，分发销售非处方药，药品不良反应的监测报告、国家药品政策的贯彻执行，对特殊管理药品和抗生素的合理使用等。由此可以看出，此时，道德与否的判断标准不但体现在医学方面，还要建立在社会利益的考察和社会价值目标的基础上。

第二节　医院药剂工作的道德要求

医院的药剂工作位于医院整个工作中很重要的位置，药物是治疗疾病的重要手段，医疗成败的关键在于能否合理用药。绝大多数来院就诊的病人都要通过药物治疗才能康复。因此，药剂人员的道德品质将直接关系到病人能否安全有效合理地用药、能否恢复健康，并且关系到医院工作能否正常顺利进行。

药剂工作的情况不仅取决于药剂人员的技术水平，也取决于其工作态度及道德水平。所以，对此进行职业道德问题的讨论，加强职业道德教育，是很必要的。

医院药剂人员职业道德是药剂人员在工作过程中应十分严格遵守的行为规范，大致包括以下几点：职业道德的要求、规范、特点及发挥作用的形式等。它同其他职业道德一样，不仅受一定时期社会公德的束缚，同时又要反映出职业的具体特点。它是一般社会公德在此行业的具体体现。从本质上说，它从属于上层建筑、意识形态范畴，是一定经济基础的反映并为这个经济基础服务。

它的基本特点是具有鲜明的行业性、整体的协作性、严格的科学性、广泛的社会性。行业性是指对药剂员的行为规范始终围绕着药剂工作的各个环节和方面。协作性是指医院药剂工作是医院工作的重要组成部分，不同于商业药剂工作，它应该为临床服务，搞好各方面的工作。科学性是指由于它与人的健康及生命安全相关联，所以对药剂人员的行为规范必须是具体的、科学的、严密的，任何疏忽和大意都是绝对不允许的。社会性是指它是整个社会道德的组成部分，要受到社会其他道德的影响。如同药剂人员不能独立在社会之外工作一样，药剂人员的职业道德也必然在一定的社会活动中形成。

一、药剂工作的地位和作用

不讲伦理的医院注定被淘汰，医院药剂工作伦理是调整医院药剂工作人员之间关系的行为规范，是所有药剂人员在日常工作中应遵循的道德准则。

药剂工作道德涉及的方面非常广泛，所要调整的关系也比较复杂，简单地说包含以下几个方面的关系：国家、集体、个人之间的关系；药剂工作者同社会各方面工作人员之间的关系；药剂人员同病人之间的关系；工作内部包括采购、生产、保管、药房调配、发药之间的关系。在这些关系中，既涉及经济利益，又涉及伦理问题。其中最主要、最根本、起决定性作用的是药剂人员同病人之间的关系。

医院药剂工作与医药工作一样，其本质都是为了救治病人，改善病人的健康状况，为人民的医疗保健事业服务。如无法满足人民防病治病的需要，那么一切都是空谈。只要药剂人员具有全心全意为病人服务的精神和一切为了满足病人需要的高尚道德情操，上述的一切问题都迎刃而解。药品是一种特殊商品，关系到救死扶伤、防病治病工作的顺利进行。这类工作是临床药剂供应的一个最重要环节，它直接关系到临床的医疗效果，关系到患者的安危。

自制制剂是市场无法供应，药剂部门根据医疗需要而自行配制的药物，主要包括那些不适合药厂大量生产、储存期短和医院特殊需要的种类。在一般大中型医院内，自制制剂占所用药品总数的15%～20%。医院开展制剂工作，不仅保证了日常医疗用药的需求，而且提高了它本身的制剂水平，对于满足临床需要、方便病人起了很大的作用。

良好的药剂工作职业道德，有以下几点作用。

1. 搞好医院管理的重要前提

良好的药剂工作职业道德是贯彻执行医院规章制度的重要保障。医院制定的各项规章制度与人是相互关联的，制度要人来执行，而规章制度的贯彻执行离开了药剂人员的良好道德就无法保证。一个道德修养差的人常常会感到正确的规章制度是一种约束。他们或被动地执行，或违反规章制度，抑或按自己的理念执行，而在特殊、紧急情况下，需要灵活处理的，他们又死卡规章制度，阻碍工作的顺利进行。但是对于有良好道德素养的人来说，执行正确的规章制度应该是非常自觉的，而且还能够在执行中表现出主动性、规范性和创造性，使之不断完善。

2. 医院药品供应的重要保证

药剂工作主要是为了满足临床的需要，保证患者的最佳治疗。良好的医院使广大药剂人员从整个大局出发，从病人的利益出发，从最佳药物选择性出发，积极主动地以高度的责任感，真正把患者当作自己最亲最近的人，自觉地深入了解临床和科研的需要，多渠道采购原材料，从而提高现有设备的使用效率，深入进行技术改造，为设备改造提供所需药品，起到医院药剂工作的作用。培养出有良好道德品质的药房工作人员，应该尽量把临床可能需要的药品买回来，并能适当考虑患者的经济负担，适当把价格合理的药品提供给患者。反之，如果药剂工作人员道德的品质低下，在工作中就会不认真，三心二意，盲目采购和制剂，临床治疗需要的药不能及时供应，不需要的药物反而大量堆积，不但影响有效安全的治疗，而且影响资金的周转和医院的经济效益。

3. 提高药品质量的重要保证

良好的药品质量是治疗的基本前提，是对工作的基本要求。但同时这一切都离不开人，药品质量固然与原材料、技术条件、设备、环境条件等因素有关。但即使再先进的仪器设备与技术，在缺乏职业道德人员的使用操作下，得过且过，称量不准，操作不合规程，也绝不会有高质量的药品。在制剂工作中，虽然有检验人员和管理人员的检查把关，但这种检查不是全面持久的。只有作为主体的制剂人员以身作则，严格遵守药剂工作者职业道德规范和药品管理法规，才能将药品的质量和安全建立在可靠的基础之上。用药是否安全有效，与药剂工作人员、医疗人员的道德素质也有不可拆分的关系。良好的药剂工作道德有助于增强药剂人员及医疗人员的道德责任感，治疗好患者也会让他们产生自豪感和欣慰感，让他们能耐心主动地对所有的药品经常性地检查，精心保养，时常清理，以免变质。药房是给患者提供药品的部门，良好的道德能使工作人员严格把手质量关，从药品购入、进库到分装、整理、发药，都会十分小心谨慎，如若发现问题，及时妥善处理，决不让假冒伪劣产品危及患者的生命安全。

4. 整体协调药剂人员之间关系的重要条件

良好的药剂工作职业道德是建设社会主义精神文明的非常重要的内容。现代化的药剂工作是一个多层次、多系统的有机结构，想做好此项工作，必须使药剂员之间，以及药房、制剂、采购、保管、各科室之间有良好的默契的关系，使其注意力放在提高服务质量的目标上，认真热情，兢兢业业，井然有序地做好服务工作。以上的种种，如若没有依据良好的道德作为保证，是不可能实现的。因此药剂工作道德的教育，都会让他们对工作一丝不苟，尽职尽责，并且与同事团结合作，对病人一视同仁。良好的职业道德修养能使药剂人员急临床之所急，想患者之所想。为了满足患者的需求，他们就会刻苦地钻研知识，苦练技术，精益求精。这些年来，他们从临床实际考核出发，不断学习新的技术、新的知识，从而形成了崭新的工艺，给临床和患者提供了很多方便。例如，改大包装为小包装，改瓶装为小封闭型包装，并且根据部分中药汤剂配方制成易于服用的丸剂、散剂、糖衣片剂和口服液等，从而受到患者的普遍欢迎。在对一些常见病的治疗上，根据病人状况不同和治疗上的差异，工作人员精心制成针对同一疾病的不同制剂，可以供临床上做出不同的选择。

良好的职业道德不仅有助于工作人员提高道德素养，对做好本职工作也有益处，而且他们这种良好的道德表现还会通过药剂工作这个窗口，让这种良好的风气传播给社会各界人士。他们通过自己的艰苦努力，把质量可靠、品种齐全、经济实惠、价格合理的药品提供给病人，用自己的真诚热情关心病人，让惆怅的病人得到家一般的温暖，从而对整个社会的精神文明建设产生积极的作用。

二、 药剂人员的道德要求

（一） 调剂人员的道德要求

调剂工作是医院药剂科的基本工作，也是任务较重、责任较大的一项工作。药房的调配、分发是药品供应临床的最后一个环节，是临床治疗工作所不可缺少的重要步骤。它的首要要求是准确无误，在这个问题上不能有半点马虎。药剂工作人员要互相协作团结，要以满腔热情关心病人，了解病人的疾苦，理解病人的心情，把温暖送给病人，让他们对治疗充满信心。

1. 审方仔细认真，调配准确无误

调剂人员在接到处方后，需认真仔细审查处方，不能模棱两可，更不能只求快速，敷衍了事。之后准确迅速进行调配，正确地给病人提供药品，是调剂人员对病人用药安全负责的具体表现，是职业道德的基本要求之一。

发药时特别要注意以下内容：①病人姓名、性别、年龄要做到准确了解，防止忙乱中把张三的药发给李四；②对于药品和剂量要做到准确无误，如因病情需要超过常规剂量用药时，应由医师在药量下签字；③有无配伍禁忌或不合理用药；④最后看是否有医生签字。如以上内容出现可疑处，需要及时和开方医生取得联系，问清原因，商量解决方法，及时让医生修正，绝不可自作主张，擅自更改。由于中草药配伍和用法相对比较复杂，中药调剂人员需要更加小心谨慎。

只有一丝不苟地审查处方，严格按有关规定办事，才能符合药房调配的伦理要求。调剂人员还要尽心尽力钻研医药科学技术，努力加强调剂工作基本功的训练，提高调剂效率，熟悉药品的名称、性质、剂型、作用、适应证、用法、用量及摆放位置，准确无误地调剂药品。发药时养成精力集中、动作敏捷的良好工作作风。调配药品是否准确直接关系到用药者的生命安全，因而对他们的要求是，细心调配，不出差错。为了准确、迅速取药，防止出现混乱，首先要将各种药品事先进行分类，定位排列。其次为了减少病人等候时间，要根据各种药物的常用量或与医生事先协定的给药量，预先把药品配好备用。最后分装后的药品要保证无误，并且要在小包装上注明用药时间和剂量。

2. 认真核对签字

工作人员调剂后，按规定应由配药人与审核人双人签字，并且要经过严格核对后方可发出。对于核对签字，绝不能流于形式，草率了事。认真核对签字既是对病人用药负责，也是对自己负责。这样做的目的一是要保证治疗效果确切可靠，二是要保证所发药品质量合格，防止病人在用药时接触到新的病菌。另外，处方不仅具有医学、经济学上的意义，还是重要的法律文书，应按规定保存。

3. 发药耐心，对患者交代清楚

调剂人员按处方调配好药后发药时，一定注意要耐心向患者讲清服用方法与注意事项，保证患者用药安全。而且语言要通俗易懂，语气温和亲切。由于门诊药房工作量大，有些医院一个窗口同时要配几百张处方，时间一长，机械化的作业方式，极易使人倦怠失去耐心。此时，唯有高度的责任心、高尚的药德才能成为配发药品质量的真正保障。做到对所有患者要一视同仁，尤其对文化程度较低者、农村病人、老年人、残疾人更要关怀备至、耐心询问。对他人生命的珍惜之情，对弱者的怜悯之心，是医药人员最基本的道德感情。

（二） 制剂人员的道德要求

医院工作的重要组成部分是医院的制剂工作，处于很重要的位置。因为它既为患者诊治疾病提供良好的、具有特色的药品供应，又为医院的发展创造良好的经济效益。因此，制剂员的道德状况如何，直接关系到病人能否安全有效合理地用药，能否恢复健康，也关系到医院工作能否顺利进行。

1. 服务临床，保证供应

医院是防病治病、救死扶伤的单位，所有的设施配制、人员配备都是为临床诊断治疗服务的。服务临床，满足需要，既是制剂工作的本身的任务，也是医药道德对制剂人员的最基本的要求。目前在药品生产过程中，有一些药品不适合药厂大批生产，或者由于储存期短，导致药厂生产后再经过流通领域转到临床后容易失效，还有一些属于医疗单位特殊需要而药厂不能生产的制剂、剂型，对于这类药品，就需要医院药剂部门根据临床需要，自行配制。制剂人员必须根据自己医院的特点，从临床实际出发，有计划地安排本单位的制剂工作，以此满足临床治疗的需要。

例如，在中医院，考虑到临床处方大部分为中药，所以中医院的制剂工作就应该以中药制剂为主。对于医院需求量较小，但临床确实需要而药品市场又供给不了的制剂，本院制剂室在得到批准后，药剂人员应自觉按照GMP要求，对制剂的各个环节进行严格的把关，确保制剂产品的质量。并严格按规定进行质量检验，经检验合格后方可供临床使用。

2. 注重质量，保证安全

注重药品质量，保证用药安全合理有效，是对制剂工作人员基本的道德要求之一，也是国家对医院制剂工作进行管理的基本准则。医院进行制剂必须具备相应的设备并满足相应条件，建立严格的操作制度和质量检验体系，所配制剂经检验合格后，方可在临床应用。制剂人员为保证病人安全用药，早日康复，应竭尽全力减少药品毒副作用，改进制剂工作，提高安全系数，真正做到保证质量和安全。

3. 勤于学习，敢于创新，保护环境

医院制剂把直接服务于临床作为生产目的，因此如果制剂人员只有为患者服务的愿望，而不掌握精湛的技术，很难适应发展的需要。要从患者需求出发结合各学科特点，在熟悉药品的一般功能同时，还应掌握药物在体内的吸收、分布、代谢与排泄的动态过程，积极掌握前沿知识，才能在工作中不断创新。不断改进剂型、品种、包装等对方便病人的需求有重要作用。并且要不断探索，研制新的剂型，要不断突破传统的中药剂型，并进行中药现代化的研究，才能研制出更多的制剂品种服务于临床，用以达到降低成本、节约原料、减轻以至消除毒副作用、提高疗效、方便病人用药之目的。有些工作人员突破了中药传统的丸散膏丹等几种老剂型，将中药制成片剂、针剂、冲剂、气雾剂、乳化剂、胶囊剂、控释膜剂等各种新剂型，这些都是高尚的职业道德与现代科学技术结合的成果。

医院要注意环境保护，对废弃物要严格进行处理，保护本院制剂工作环境的同时，也不要造成对社会环境的污染，要做到尊重科学，要保障人民群众的健康安全，进行文明操作。医院的基本任务是防病治病，保障人民群众的身体健康。如果对废弃物不进行严格管理，随意处理，污染周围环境，危害了人民健康，那就与医药伦理要求相悖了。

三、 合理用药的伦理道德

随着社会的发展，病人的医疗安全问题已经逐渐成为21世纪人们关注的焦点。大家慢慢才意识到病人也是消费者，有权清点个人账单并有权追究相关责任。以前一直对病人的权利不够重视，使合法的用药权利成为了一种奢望，我国医药伦理学起步较晚且体制不完善，造成了这一严重后果。现在这一问题成为了医患关系紧张的核心内容，病人拥有合法用药权利是社会发展的必然产物，医院应随时无条件提供相关证明，每一项病人合法用药的权利，都对应着药师应当履行的道德义务。目前当务之急是要加强“病人合法用药权利”的道德意识，跟上时代的要求，提高医院药学的整体道德水平。

经过几十年的发展，病人权利的要求更加广泛深入，愈来愈受到重视。它可以分为以下几种。

（1）病人有知情同意的权利。药物使用后有何种副作用，是否有更好的替代药物，都应翔实告知，并征得病人的同意。

（2）病人有拒绝药物治疗和药物实验的权利，在新药临床研究阶段尤其要注意这一点。

（3）病人有享受基本医疗用药的权利。这是与“人人享有卫生保健”、“人人享有基本药物”的医疗卫生道德目标一致的。

（4）病人有得到平等用药的权利。医师、药师只能对症下药，因病施药，而不能因人的身份施药，看钱包施药。

（5）病人有要求降低医疗费用及用药费用的权利。

（6）病人有不受滥用药物和不合理用药之害的权利。任何滥开处方，不合理用药都是对病人权利的伤害。

（7）病人具有监督自己医疗权实施的权利。

尽管药师没有处方权，但与医生一样要建立正确的用药伦理观念，尤其是随着临床药学发展，药师在病人用药时所起的作用将逐渐变大。药师在贯彻处方用药规则过程中，无不受自身伦理观念的支配，并且影响着医生与病人。

药物在征服细菌、各种慢性疾病的同时，还伴随着药物依赖性和医药卫生资源的浪费、药源性疾病、生态环境的破坏，追根溯源即为不合理用药和滥用药物。要使药品滥用与不合理用药得到控制，关键在于医药人员。除了要加强卫生体制改革，完善药品管理之外，还应重新审视和评价此类人员的用药价值观，从道德伦理的角度分析其道德行为、道德动机等。他们只有建立了正确的用药价值观，从道德观念的高度认识合理用药的重要性，才能自觉遵循用药道德原则。

医药人员如果只是追求片面经济效益、提高医院利益，为提高自己的知名度，制造所谓“药到病除、医术高明”的虚假效果，服务意识不强烈，忽视其适应症，大开重复处方，求贵求新，滥用药品或利用病人的无知心态，点名给药，获得病人的信任，表面看似合情合理，实际上不但损害了病人的健康利益与经济利益，还造成卫生资源的不必要浪费与不合理的利用，既损害了公众利益，也败坏了自己的声誉，丧失了自己的良心，是一种目的失当的不道德行为。

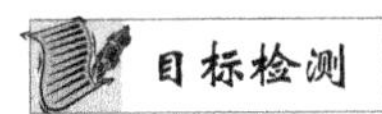

1. 简述药剂人员的道德要求。
2. 简述医院药学的任务和作用。
3. 简述药剂工作职业道德的作用。

第八章

药品质量监督管理领域的道德

本章教学目标

☆掌握监督管理的原则和道德要求；药品检验人员的道德要求；
☆熟悉监督管理的含义、特点、主要内容；药品检验机构的特点和作用；
☆了解药品质量的含义和特点；药品质量监督管理的道德意义。

药品关系到人民群众的生命健康。对药品的质量监督和管理，有利于保障人民安全、有效、合理地使用药品，同时这也是药品质量监管人员及药品检验人员的工作职责。对药品质量监督管理领域的道德进行探索和研究，有利于提高药品监督员及药品检验人员的道德水平，对确保人们高质量、安全、有效的使用药品，从而维护人民群众的健康具有极大意义。

第一节　药品质量监督管理的道德

一、 药品质量的含义和特点

(一) 药品的内涵

在《药品管理法》中，药品是指用于预防、治疗、诊断人的疾病，有目的地调节人的生理机能并规定有适应证或者功能主治、用法和用量的物质，包括中药材、中药饮片、化学原料药及其制剂、抗生素、生化药品、放射性药品、血清、疫苗、血液制品和诊断药品等。从药品的概念出发，又衍生出许多相关名词，延伸了药品的概念内涵。

(1) 新药——在我国《药品注册管理办法》中规定，新药是指未曾在中国境内上市销售的药品。同时在我国已上市的药品改变给药途径，改变剂型，增加了新的适应证的药品也按新药管理。

(2) 上市药品——经原国家食品药品监督管理部门审查批准并发给生产（或试生产）批准文号或进口药品注册证的药品制剂。

依照药品管理的方式，药品可分为处方药和非处方药。

(1) 处方药——必须凭借执业助理医师或执业医师处方才可调配、购买和使用的药品。

(2) 非处方药——即 OTC，是指消费者不需要执业医师或助理执业医师处方，即可自行判断、购买和使用的药品。

无论如何划分药品的种类，药品的质量是贯穿始终的核心。近些年，无论我国还是其他国家和地区对药品质量的监管有所提高，如美国食品和药品管理局、英国药品管理局，1998年我国组建了国家药品监督管理局，现为国家食品药品监督管理总局。

(二) 药品质量的含义

能满足规定要求和需要的特征的总和即药品质量。它具体涵盖如下5个特性。

1. 安全性

在按规定的适应证、用法和用量的条件下，对用药者的生命安全不构成严重影响称为安全性。其实，几乎绝大多数药品都有程度不同的不良反应，只有当有效性大于不良反应的情况下方可使用。如果某些物质虽然对人体的某种疾病能起到防治作用，但同时也对人体造成某种严重损害，就不可作为药品。

2. 有效性

有效性是药品的最基本特征，指在规定的适应证、用法和用量的条件下，能满足预防、治疗、诊断人的疾病，有目的地调节人的生理机能的性能。

3. 稳定性

稳定性是指药品在规定的条件下保持其有效性和安全性的能力。规定的条件包括药品的有效期限，以及药品生产、储存、运输和使用的要求。若药品在某种条件下极易变质，则不可作为商品药。

4. 均一性

均一性是指每种药品的每一单位产品，都符合有效性、安全性、稳定性的规定要求。一般来说，有效成分在单位产品中含量很少的药品，即人们的用药剂量与药品的单位密切关联，若分布不均匀就可能会因为用量过少而无效，用量过大而中毒甚至致死。

5. 经济性

经济性是指药品生产、流通过程中形成的价格水平。它直接与药品的成本价格相联系，过高或过低均会对消费者或生产企业产生影响。若成本价格过高，超出一般消费者的购买使用能力，同时也降低了经济效益，限制了市场应用范围；若成本价值降低，就可以提高企业的经济效益，则市场应用范围扩大。

二、 药品质量监督管理的含义和特点

(一) 药品质量监督管理的含义

药品监督管理是指国家药品监督管理行政主管部门根据法律授予的权力，以及法定的药品标准、规范、法律、法规、制度、政策对药品研制、生产、销售、使用的药品质量(包括进出口药品质量)及影响药品质量、保证药品质量体系的工作质量进行监督管理。包括从药品研制到使用的整套过程。

大体上说，药品监督包括行政监督和技术监督，包括新药非研究与临床研究的监督、药品经营企业的监督、药品生产企业的监督、医院药剂的监督、中药饮片的监督、进出口药品的监督、生物制剂与血液制品的监督、特殊管理药品的监督、药品包装与广告宣传的

监督、药品的市场监督、法律监督和执法文书监督管理，以及药品质量管理的监督等。

因此，调整药政工作人员中人们之间相互关系的行为准则，是药品质量监督管理领域的道德，是所有药品管理人员在实际工作中必须遵守的行为准则。在药品管理中只有实行德与法相结合的管理，贯穿药品管理道德，才能承担起药政管理的重任。

在我国，为加强对药品质量的保证，国家在法规方面特别规定了药品生产及经营等实践领域的行为约束，如GMP、GSP的实施，目的都是为确保药品符合质量标准而提出的工作质量要求。以药品生产企业为例，工作质量涉及企业所有部门和人员，体现在企业的生产、技术、经营活动的全过程中，具体来说，可以通过企业的工作效率、工作成果，用产品合格率、废品率、返工率等指标反映。最终通过产品质量和经济效益表现出来，工作质量的高低直接取决于医药人员在实践中的道德责任心和道德水平，产品质量的好坏直接取决于工作质量的高低。

（二） 药品质量监督的特点

我国药品质量监督管理具有预防性、促进性、完善性、情报性及教育性。

1. 预防性

加强药品质量监督管理可以预防医疗事故的发生，及早杜绝不合格药品流入市场危害群众利益，防患于未然，达到维护人民健康之目的，充分体现了药品监督管理工作的预防性。国家实行GMP认证是能保护先进技术，鼓励企业管理上水平、上档次，逐渐改变落后、低水平的药品生产状况，防止企业破坏生态平衡。

2. 促进性

促进性主要表现在通过对药品质量的监督，促进制药工业和医药商业的健康发展。衡量国家制药技术水平高低的重要标志是药品质量，同时药品质量对药品生产、经营企业而言十分重要。

一方面通过对药品生产企业的全部生产过程及产品质量的监督，发现问题并及时进行整改，可以促进企业的技术改造、技术革新提高经营管理水平；另一方面监督临床药物合理使用及药物不良反应监测，还可以促进人们合理用药，减少药源性疾病的发生。药品监督可以促进合理用药，并建立药物不良反应报告系统，及时淘汰毒副作用大的药物，以促进合理用药，减少药源性疾病。加强对处方药和非处方药分开管理力度，以确保人民用药安全、有效。

3. 完善性

在新的历史条件下，原有的药品监督管理体制已经不适应形势发展的客观要求通过监督不断完善药品质量标准体系。2000年6月始，国家决定对药品监督管理系统实行垂直管理，国家赋予药品监督管理局对药品研究、生产、流通、使用全过程进行行政监督和技术监督的职能，并实行“以监督为中心，监、帮、促相结合”的工作方针。这是国家为保证人民用药安全、有效，促进医药事业健康发展做出的重大决策。药品质量监督管理的完善性主要表现在通过监督，对国家基本药物进行遴选，并随着药物的发展和防病治病的需要，每两年便会进行调整；对处方药和非处方药的分类不断完善，确保药品质量，保证人民用药安全、有效；负责国家药品标准的制定和《药典》的修订，使各项技术指标不断完善。

4. 情报性

情报性是指药品质量监督管理通过对药物不良反应的监测，可以为企业生产及人民用药提供信息情报，对一些产品质量不好，存在严重毒副作用药品使企业及早了解和掌握这些信息后不再重复研制、生产以避免造成损失，同时对有严重毒副作用的药品国家提早发布信息，告诫人民注意用药安全，特别严重的，国家发布信息在临床上淘汰。

5. 教育性

“监、帮、促”是药品质量监督管理的基本要求。“监”就是科学公正，依法监督，保证人民用药安全有效；“帮”就是帮助企业技术进步和产品创新，提高研究、生产、流通、使用和管理水平；“促”就是促进人民健康素质的提高，促进医药事业的健康发展。

我国药品质量监督管理的教育性体现在3个方面：第一，通过执法人员严格执法监督，帮助医药生产企业及医药人员提高知法、懂法、守法的自觉性，自觉杜绝违法现象发生；第二，药品质量监督及有关知识的宣传教育活动的开展，可以提高服务对象对医药产品知识及使用方面的相关知识的了解和接受，使患者、服务对象掌握合理用药的基本知识，积极维护自身健康；第三，通过药品质量监督管理，还可以帮助服务对象树立起维护自身合法权益的观念，懂得用法律武器保护自己，以及早杜绝危害人民的健康的假药、劣药，发现假药、劣药及时举报。

（三） 药品质量监督管理的原则

1. 以社会效益为最高原则

药品是人们防病治病的物质基础，药品质量监督管理工作的宗旨和药品生产经营活动的直接目的是保证人民的用药安全、有效，维护人民用药的合法权益。因此，药品的质量监督管理必须以社会效益为最高原则，当企业的经营利益与社会利益、人民利益发生矛盾时，坚持社会利益为第一位。

2. 质量第一原则

药品是一种特殊的商品，药品质量应放在至关重要的位置，只有符合质量要求的药品才能保证疗效，否则将会给人民健康带来严重后果。在药品质量监督管理中始终将质量合格放在首位，以确保药品安全、有效。坚持产品质量第一的原则，对药品质量监督管理确保人民的生命和健康意义十分重大。

3. 法制化与科学化的统一

药品质量监督管理必须依法进行，严格执行药事法规要求，执行《药品生产质量管理规范》、《药品经营质量管理规范》及其他药事管理法规，做到执法必严，违法必究。同时还要在监督过程中先进技术手段的采用，药品质量检验过程中科学方法、先进精密仪器的使用等来促进监督管理工作，以此提高药品质量监督管理的水平。

4. 专业监督与群众监督的统一

在我国，为了加强对药品质量监督管理，国家组建了3支队伍：一是国家药品监督管理机构，由专人专门负责药品监督管理工作；二是设立了药品质检科室，负责药品生产企业和医疗单位药品质检；三是设有群众性药品监督员、检察员开展监督工作。这3支队伍相互协调、相互补充，保证了我国药品监督管理工作的实施。

（四）主要内容

概括地说，我国药品质量监督管理的主要内容是通过制定科学的规范和标准，设置严格的行政审批条件，建立统一、科学、公正、公开的原则，对药品包括医疗器械进行监督和管理。具体包括如下内容。

（1）制定和执行药品标准。

（2）制定国家基本药物目录。

（3）实行新药审批制度、生产药品审批制度和进口药品检验、批准制度，负责药品检验。

（4）药品不良反应监测报告制度。

（5）整顿和淘汰药品品种。

（6）对药品生产、经营企业、医疗单位和中药材市场的药品进行检查、抽验、及时处理药品质量问题。

（7）指导药品生产企业和药品经营企业的药品检验机构和人员的业务工作。

（8）调查、处理药品质量、中毒事故，取缔假药、劣药，处理不合格药品，执行行政处罚，对需要追究刑事责任的向司法部门提出控告。

（9）对药品实行处方药和非处方药管理。

上述广泛的内容涉及药品的各个领域、各个部门人员的行为选择，同时，只有药品质量监督管理人员严格执法，严把质量关，才能在实际工作中完成维护人民健康的崇高职责。以崇高的责任感和使命感，在实践中履行道德义务就一定可以确保药品质量。在药品质量监督管理的内容要求中，贯穿着崇高的医药道德义务，以认真履行职责作为共同要求。

三、药品质量监督管理的道德意义和要求

（一）意义

药品管理工作在保证药品质量，在保障群众健康方面十分重要，药品管理工作必须以良好的道德为保障。因为药品管理是依法管理，执法人的道德素质直接关系到管理工作的水平和效果，关系到整个医药事业的兴衰。所有人员应以药品道德为相互关系及实际工作遵循的行为准则。

所以，提高药品人员的职业道德素质，不断强化在药品管理工作坚持德与法相结合的监管力度，具有十分重要的意义。

1. 保证人民用药安全

药品是一种特殊商品，能否安全有效地使用，与患者的安危息息相关。药政管理主要靠药品监督员来实施职能。药品监督员是药品监督管理行政部门对药品监督、检查、抽验的专业技术人员，代表药品监督管理行政部门行使药品质量监督检查任务。同时药政管理人员还要肩负管理特殊药品，杜绝假劣药品流入市场的艰巨工作任务。

2. 贯彻自行药品监督管理法规

药品管理法规是保证用药安全、保证药品质量、提高药品疗效的有力武器。药品管理法规是药品监督管理工作执法的依据。为了切实保证人民群众用药的安全有效，价格合理，国家必须对药品的研制、生产，以及对药品的质量、价格、广告等各个方面实施必要

的监督管理。

药品管理法规要靠具有良好职业道德的执法人员来完成。药品法规能否得以贯彻执行，直接关系到人民群众的身体健康。良好的药品管理道德会对药品管理法规的执行起到积极的促进作用。一方面，具有高尚的职业道德，药品管理人员就会将这种内在的道德化为自觉的执法行为，良好的职业道德能促使药品管理人员牢记道德责任，按药品管理法规办事，确保药品质量；另一方面，药品管理人员坚持良好的道德，把药品管理法规宣传到药学的生产、经营等各个领域，做好药品管理法规的宣传教育工作，使人们认识到药品质量的重要性，充分了解药品管理法规的内容。增强人们的法律意识，增强从业人员依法从业的自觉性，这将对药品在生产、经营等过程中确保药品的质量、安全有效起到十分积极的作用。因此，加强药监管理道德的教育，可以促进药品管理法规的贯彻执行。

3. 提高药品监管水平

药品监督管理的对象是人用药，以药品质量为管理核心，以确保人民用药安全、有效为目的。药品质量好坏、用药是否安全与药品监督管理人员是否具有高尚的职业道德、在实践中是否尽职尽责相关联。加强对药品监督管理人员的职业道德教育，不断增强其责任感，严格按规定监督检查，并贯彻执行药品生产、经营、制剂许可证制度，对提高医药企业的生产、经营等有重大意义。

药品监督管理是一项非常复杂而又具有科学性的工作，要求药品监督管理人员要掌握药品管理法规及相应的医药学知识。良好的药品监督管理道德能促使药政管理人员努力学习科学知识，并应用到工作实践中，不断开拓，不断创新，提高工作效率，为人民的健康事业服务。良好的药品监督管理道德还能使药品监督管理人员以事业的发展和保护人民的利益为工作宗旨，积极主动地帮助这些部门做好工作，确保药品科研、生产、流通的顺利进行。药品监督管理人员从维护人民利益出发，增强服务意识，在执法中体现优质服务。

4. 正确处理各方关系

药品监督管理机构与医药生产、供应及使用单位和个人之间存在着在药品质量方面的监督与被监督的关系。如何看待和处理这种医药产品单位和个人的关系，是衡量药品监督人员职业道德水平高低的标准。药品监督员依法严格管理，是对国家、人民高度负责的表现，是符合医药职业道德要求的；反之，视而不见、贪图私利、徇私枉法是不道德的。

由于职业的特点，药品监督管理人员在工作中涉及的部门广，人员多，情况复杂，因此能否协调好与有关部门人员的关系，是否能依法工作，是保证人民安全用药的关键环节。只有坚持良好的药品监督道德，坚持工作原则，具一定的灵活性，才能妥善处理存在的矛盾，协调好各方面关系，以形成合力，更好地发挥各部门在保证药品质量，保证药品供应的作用。

（二） 要求

1. 尽职尽责，严格执法

药品监督人员肩负着保证人民用药安全的崇高使命。药监人员尽职尽责地做好工作、严格执法是医药道德的一项基本要求。对工作是否尽职尽责，确实关系到人们的生命安危，涉及千家万户的悲欢离合。由于药品是关系到人类生命健康的特殊商品，国家为确保药品质量，特别制定了一整套监督管理法规，以保证人民生命财产安全。

药品监督人员是由国家授权，代表国家执行药品监督和管理的专职人员，他们担负着执法重任，在实践中对违反《药品管理法》的行为进行监督检查；核发《药品生产企业许可证》、《经营企业许可证》、《制剂许可证》；审核药品，制定修改药品标准；负责进出口药品的质量监督；取缔假药，处理劣药，监测药品的不良反应并及时报告等职责，以维护人民健康，确保人民用药安全、有效为目的，所以，药品监督员在实践工作中要严于执法，忠于职守，切实保证人民用药安全有效，坚决抵制违法违纪行为。

2. 坚持原则，廉洁奉公

药品监督人员要把手中的权力切实作为服务人民的手段，而不能执法犯法牟取私利。要把这种职权运用到药品质量监督上，保证安全有效用药，才不辜负国家和人民的信任和期望。

药品监督应牢记清正廉洁，不图私利，一定要以人民的生命安危为重，以人民的利益为重，清正廉洁，不收贿赂，不拉关系，不畏权势，坚持原则，公正无私，保证药品质量。以良好的职业道德约束自己，时刻以维护人民的利益，以人民安全用药为天职，拒腐防变，坚持执法原则，坚持质量标准，不为权势所动，不为金钱所惑，坚持原则，廉洁奉公，维护自己人格的尊严。

药品监督人员在执法实践中面临许多关系的考验，同样也面临着强权的考验，面临物质上的诱惑。一些药品生产、经营单位或个人，拉关系，"走后门"，用行贿手段来引诱执法人员高抬贵手；还有地方本位主义影响，一些地方、单位、部门领导对药品监督员的工作百般阻挠，干扰设障。那种利用手中职权，收受、勒索贿赂，不顾药品质量、病人服药安全的行为，是极不道德的。

3. 作风严谨，认真负责

药品质量的管理和监督是一项复杂而又关系极为重大的工作，要求药品监督人员在工作中要严肃认真、准确、细致、精神集中、尊重科学、实事求是。

药品监督人员把握着药品质量大关，应确保人民防病治病所用药品的质量及各个环节严格慎重。药品监督人员要具有严谨求实的科学作风，在工作中要做到细致、审慎、尊重科学、实事求是，来不得半点虚假、浮躁、马虎从事。

要求药政人员要有严谨的工作作风，掌握第一手资料，切实了解实际情况，不主观臆断，发现问题，处理问题，以事实为依据，以法律为准绳，以科学态度反复核实，做到准确无误。稍有不慎或失误、疏漏都可能导致伪劣药品对人民健康造成危害，因此要坚持严谨工作作风加强药品管理监督。

4. 加强学习，文明服务

药品监督管理工作既是管理性很强的工作，又是专业性很强的工作，药品监督人员必须掌握必要的知识和技能。这就需要药品监督人员具有强烈的进取意识、创新意识，刻苦钻研与药品监督工作相关的各方面知识，掌握过硬的本领，尤其是法律基础知识、药品管理法律、综合管理知识，不断提高依法管理的工作能力和水平，不断进取，不断创新。同时还要密切结合工作实际，认真调研，注重发现，研究新情况，学习新知识，解决新问题。结合药品市场变化不断制定新的法规，充实、修改已有的制度和条例。

要做好服务工作，首先要确立正确的服务意识，文明服务是社会主义职业道德对所有行业提出的要求，药品监督人员也要遵守这个伦理要求。在工作中，药品监督人员要严肃、认真、细致，以理服人，不能因为自己是监督、管理人员，就妄自尊大，专横跋扈，自视高人一等，滥用职权。

5. 精诚团结，和谐共事

药品监督管理部门涉及的人员多，部门广，领域宽，要保证和谐共事，就必须做到精诚团结。团结一方面指的是在药监人员内部要紧密团结、互相支持、取长补短。药品质量的监督工作非常复杂，需要大家求同存异，密切协作，形成一个和谐的具有凝聚力、向心力的集体。另一方面指的是在治理伪劣药品时，药品监督部门不是单独执法者，需要有关部门协同配合。由于伪劣药品的控制涉及公安司法部门、药品生产和经营部门、工商行政管理部门等，因此团结协作显得更为重要，药监管理部门要从大局出发，主动与有关部门合作，才能收到好的治理效果。

第二节 药品检验机构的道德

一、 药品检验机构的特点和作用

（一） 药品检验的特点

药品的技术监督是我国药品监督管理的一个重要组成部分。药品的特殊性决定了药品检验需要科学性、技术性很强的专门检验机构。药品检验所是药品监督管理体系的重要组成部分，是执行国家对药品监督检验的法定性专业技术机构，具有第三方公正性、权威性和仲裁性。它的主要特点有3个。

1. 公正性

药品监督人员在监督检查药品时，对药品需要技术鉴定，药品检验所是法定的机构，它具有第三方公正性。它按技术检验指标做结论，不带有其他任何色彩，因此是公正性之所在。

2. 权威性

正是由于技术检验遵循科学规律，其检验结果符合科学，实事求是，因此具有权威性，具有法律效应，可以将检验结论作为执法的依据。

3. 仲裁性

对于有些部门或个人难以确定有关药品的情况下，由药检部门检验，通过确切的结论进行仲裁，这也是药品技术检验的一个特点和作用。药品行政监督管理必须采用检验手段，检验的目的是监督。行政监督没有技术监督支持就缺乏科学性，就难以保证药品质量。

（二） 药品检验的作用

药品质量监督检验是监督管理的重要依据。如果检验技术不可靠，数据不真实，将会造成药政监督工作失误和不公正。为了加强药品质量监督检验，国家设置了专门的法定机构，配备了检验的仪器和专业技术人员。依据国家的法律规定，对研制、生产、经营、使用的药品，以及医疗单位自制制剂的质量依法进行检验。这种监督检验与药品生产企业的产品检验和药品经营企业的验收检验性质不同，它不涉及买卖双方的利益，不以营利为目的，它提供法律的依据。

在药品市场上有很多伪劣药品案件，违法者多数靠行骗、销售假药来达到牟取暴利的目的。这也是由于很多人缺乏鉴别药品能力而造成的结果。所以药政人员要在社会上广泛宣传防假劣药品的知识，增强广大群众鉴别药品的能力，认识其危害，杜绝假劣药品发生。

二、药品检验人员的道德要求

根据《药品管理法》的规定，药品检验所是执行国家对药品进行监督检验的法定性专业机构，药品检验人员的职责十分重大。基于上述特性，对药品检验人员提出如下道德要求。

（一）严格检验，依法监督

药品属于高技术产品，成分复杂，检验难度大，药品检验人员在质量检验时，要有高度的责任心，严格按质量规定的标准检验，决不能放弃原则，降低标准，决不允许伪劣药品在生产、流通中使用。

药品标准是国家对药品质量规格及检验方法所做的技术规定，是药品生产、供应、使用、检验和管理部门共同遵守的法定依据。药品标准属于强制性标准。我国药品标准执行《药典》标准。药品检验人员能否按药品标准去检验药品的质量是衡量药品检验人员职业道德水准的重要条件。

药品检验人员在检验中若粗心大意，漫不经心，漏掉一些重要指标，将不合格品鉴定为合格品，将伪品鉴定为真品，将有毒鉴定为无毒，将无效鉴定为有效，不仅会给病人带来危害，而且给国家和人民造成极大的损失，后果不堪设想。

（二）制定标准，确保质量

制定药品标准是药品检验人员的光荣职责之一。药品检验人员在修订药品标准工作中，一定要深入实际，调查研究，既要深入到生产开发第一线，又要深入到医院临床使用单位，要深入了解药品的有效性、实用性和科学性，摸清影响药品质量的问题和因素，了解药品的疗效，对药品中所含的有害物质严格控制，不能降低标准。

药品检验人员在制定质量标准的工作中，要把人道主义精神和科学精神结合起来，要把人民的用药安全有效放在首位，既要坚持保证药品的质量，保证用药安全，又要经济合理，有利于生产。同时对疗效肯定但质量不稳定或检验方法不够成熟的品种及时研究、改进，对疗效不确、毒副作用大、不宜生产使用的品种，要及时向药品监督管理部门提出停产、停止销售和使用的建议。

（三）钻研业务，推陈出新

药品检验工作科学性强、技术难度大。药检工作的特殊性要求药检人员不仅要有精深的知识，而且要有熟练、高超的技术。没有扎实的基础和熟练的技能，就不能胜任药检工作，而且不可能担负起药品质量标准制定的研究工作也不能胜任指导药品生产、经营、使用单位的质检机构的工作。这就对药品检验人员提出非常高的要求，因此需要药品检验人员钻研业务，推陈出新，努力提高自己的科学知识水平和业务技术能力，精益求精。只有专业技术水平提高了，才能保证药品检验工作质量，在工作中减少和杜绝因技术水平导致的差错和失误。同时，积极开展科学研究，可以促进我国药检水平赶上和超过先进国家，完成维护人民健康的神圣职责。

（四） 清正廉洁， 不谋私利

药检人员工作责任重大，所检验的结果不仅关系到保证人民群众安全用药，而且还要为药品的管理提供法律依据。清正廉洁就是要求药品检验人员坚持原则、作风正派，正直诚实、不谋私利、不徇私情，以严谨的科学作风检验药品，决不能掺杂任何虚假，不允许有任何谎报的行为。

如药品检验人员在检查中发现有影响药品质量的情况时，应及时向被检查单位提出意见，帮助并督促其改进，并主动上报药品质量监督部门督促、检查其改进后果。同时药品检验人员要在参与整顿药品市场的工作中，廉洁奉公，坚持原则，发现游、散药贩坚决取缔并予以打击。

总之，药品检验人员在药学实践中，在药品质量监督工作中担负着艰巨的任务和神圣职责，任何违背上述 4 条标准的行为都是不道德的，后果严重者还将负法律责任。

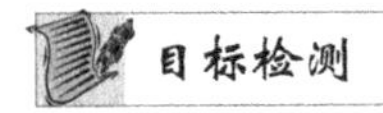

1. 简述药品质量监督管理的道德意义和要求。
2. 简述药品质量监督管理的原则和主要内容。
3. 简述药品检验人员的道德要求。
4. 简述药品质量监督管理的含义和特点。
5. 简述药品检验机构的特点和作用。
6. 药品质量的含义和特点是什么？
7. 药品质量监督管理的道德意义是什么？

第九章

药学伦理道德评价与修养

本章教学目标

☆掌握药学职业道德评价的标准和依据；

☆熟悉药学职业道德评价的意义和作用，药学职业道德评价的原则和方式，加强药学职业道德修养的途径与方法；

☆了解道德评价的含义、特点和作用；药学职业道德修养的含义与意义。

药学伦理道德修养是形成药学职业道德品质的内在因素，也是学习药学伦理学的直接目的。加强道德修养首先要分清是非、善恶，在自己心中确立正确的道德价值判断标准，然后进行药学道德教育与监督，在教育与监督外在条件的影响和控制下，提高药学人员的道德觉悟，并自觉地开展药学实践行为的道德评价，以直接指导个体的道德行为选择和道德品质培养，由此构成整个医药道德实践活动。

第一节　药学职业道德评价

一、道德评价的含义、特点和作用

（一）道德评价的含义

道德评价是道德活动形式的重要组成部分。它是根据一定的标准，通过一定的形式，判断某种社会道德以及某种行为的道德价值的一种道德活动。它在人们的道德生活中具有重要的意义。

道德评价有两个含义：一是指对某种道德的社会意义的判断；二是根据一定的道德原则和范畴，对人的某种行为的道德判断。从广义上讲某种道德的评价，是根据一定的标准，对某种道德在社会生活中的作用的判断和评价。它是认识某种道德的需要，也是坚持和摒弃某种道德的前提，尽管各个阶级有着不同的标准，但判断某种道德的好坏，先进或落后有其客观性。这个客观标准，就是是否利于社会的发展与进步，是否利于生产力的发展。凡是对社会发展与进步起着促进作用的道德，就是好的，先进的道德，就应予以肯定，并广泛宣传，使人学习效仿。反之，凡是对社会进步起着阻碍与破坏作用的道德，就应予以否定。这是对一般社会道德的评价，是广义的道德评价。

从狭义上讲，道德评价是对人的行为价值的道德评价。所谓对人的价值的道德评价，就是根据一定的道德原则和道德规范的要求，对人的某种行为作出判断。它有两方面的意义，一方面，对他人行为的评价，是为了认识他人的行为，判断他人行为的好坏、善恶；另一方面，对自己行为的道德评价，是为了自我认识，以此不断纠正自己的思想和行为，是自律行为的前提。

（二） 道德评价的特点

道德评价活动是人固有的社会活动，具有其本身的特点。

1. 以他人或个人的道德行为为评价对象

以他人或个人的道德行为为评价对象是道德评价区别于其他评价的一个特点。人的行为具有多样性，但是无论什么行为，也不论哪方面的行为，在伦理学上都可以归结为道德行为或非道德行为。所谓道德行为，就是具有道德意义的行为，即对他人、对社会有利还是有害的行为。而道德评价是判断人行为的好坏、善恶，以人的道德行为为对象的。

2. 以行为善恶为评价标准

道德行为的评价，即对人的行为进行道德上的判断。主要看他的行为是善的还是恶的。从根本上来说，凡有利于社会发展与进步的行为，就是善的；反之，凡是阻碍社会发展与进步的行为，就是恶的。可见，善与恶是对社会发展与进步有利与有害这一道德行为评价标准的表现。而以善与恶这一表现形式判断的行为，是道德行为评价区别于其他评价的一个突出特点。

3. 评价方式上的独特性

道德行为的评价，主要是采取内心信念、社会舆论和传统习惯等方式进行。社会舆论和传统习惯等又是通过内心信念发挥作用的。因此，道德行为评价的作用主要是依靠人的自觉性完成的。当然，在某种意义上，道德评价也具有一定的强制性，而这种强制性主要表现为在社会舆论方面的作用。

4. 随历史的发展而不断变化

在阶级社会中的人们，评价各种现象时均会打上阶级的烙印，体现一定的阶级利益要求。在阶级社会中，无论哪个阶级，在进行道德评价时所依据的标准都是阶级利益及由阶级利益所引申出来的道德原则和规范。开展道德评价将形成强有力的精神力量，对个体行为产生积极影响。

（三） 道德评价的作用

1. 道德评价对社会发展的作用

道德是特殊的社会意识形态，是根据调整人与人、人与社会之间关系的需要而产生的。人们在社会生活中，有各种不同的行为，其中有些行为有利于他人，有利于社会；有些行为有害于他人，有害于社会。道德评价就是依据一定的道德原则和道德规范的要求，运用善与恶的基本概念，对人的行为进行道德上的判断。肯定善行，否定恶行，以调整人与人之间的关系，使人们追求真、善、美，鞭笞假、恶、丑，让社会有一个正确的善恶判断导向，使社会安定发展。

2. 道德评价的保障作用

道德评价是一定道德原则和规范赖以发挥作用的“杠杆”。一定的道德原则和规范被人们所接受的程度、作用发挥的状况都直接与人们的道德评价的能力和道德评价的广度、深度有着密切的关系。因为有评价才有比较、有鉴别、有深入发展的动力。如果一个社会或部门的成员具有高度的评价能力，道德评价活动进行得广泛、深入、自觉，那么该社会或部门的道德原则和规范就能充分发挥作用。

3. 道德评价的转化作用

道德评价是一定的道德原则和道德规范转化为道德行为与道德品质的重要环节。从正面意义上说，道德行为是在一定的道德原则和道德规范指导下进行的行为。道德品质是一定的道德原则和道德规范在个人思想和行动中的体现，是一个人在一系列的道德行为中所表现出来的比较稳定的特征和倾向。道德行为和品质是密切联系的，道德品质是道德行为的基础，而道德品质又是由一系列道德行为组成的。无论道德行为，还是道德品质，都离不开道德原则和道德规范，都是道德原则和规范转化为人们的思想和行为的结果。道德行为评价是这种转化的重要因素。

二、 药学职业道德评价的意义和作用

（一） 药学职业道德评价的意义

药学职业道德评价属于职业道德范畴，虽然与一般道德现象的职业特征有区别，但同样是可以进行评价的一类社会道德现象。它是指药学人员在其所从事的药学实践活动中，依据一定的道德标准和原则，对药学实践行为所做出的判断。任何一个药学人员置身于一定的社会历史条件下，总会依据自己的政治观点、道德观点和阶级利益客观地去评判各种医药实践行为，同时也包括衡量自己的行为，当他们认为某种医药实践行为是道德的，就会加以赞扬和支持，就会在全社会产生一种鼓励这种行为的力量；而当他们认为某种行为是不道德的、丑恶的、卑劣之时，就会给予批评和抨击，并以强大的社会舆论力量抵制这种行为的再次发生和其影响的蔓延。

药学职业道德评价不同于药政法规那样具有强制的法律作用，但是正如道德所具有的特殊作用一样，在法律无法起作用的道德选择及道德实践的意识形态范畴内，道德却能起到法律所无法替代的作用，这正是道德作用的广泛性的体现。

从这个意义上讲，药学职业道德评价具有下列积极意义。

1. 有利于提高医药人员的思想素质和服务质量

药学职业道德评价无论采用何种方式，归结一点目的在于检验药学人员是否在具体实践中严格履行自己的职业责任和道德义务，是否在实践活动过程中坚持全心全意为人民服务的根本宗旨，是否能以精湛的技术和高尚的药学职业道德“扶正祛邪”，重塑优良的药学职业道德作风，从而保证药学人员将药学职业道德的原则和规范转化为内在的自觉行动。

2. 有利于促进药学科学事业的发展

科技与道德在发展的速度上总是存在差距。人的道德水平的提升在某种程度上往往滞后于科技发展的速度，但是能否因为道德水平的滞后就限制科技的发展呢？答案是否定的。然而如何迅速地使两者协调发展、相互促进则始终是道德科学研究的前沿问题。在医药科学的发展中，也常常遇到诸多的伦理道德问题的争议，常常会遇到一些与传统观念矛

盾的现实问题，如药物人体实验使用安慰剂和双盲法、医药科研成果的鉴定、人体器官移植，以及基因药物研究中的道德挑战等。正确地认识这些与传统观念直接冲突的问题并做出恰当的道德评价，同时给予法律上的支持与保护，将会极大地推动医药科学事业的飞速发展。

（二） 药学职业道德评价的作用

1. 具有正确认识医药行为的道德责任作用

医药实践活动是人类为诊治疾病、维护健康和延年益寿而进行的科学实践活动。无论是具体的医疗实践活动、药学研究活动，还是医疗管理活动，都是人的特定行为的集合过程，是一种有目的的、有意识的行为，这种行为是行为主体在诸种行为的可能性面前进行选择和取舍的结果，体现着行为主体的意志。人的意志虽然从根本上说要受客观因素的制约，但一经产生，就有相对独立的作用，行为主体具有按照自己的意志进行相对选择的自由。实际上，正是因为行为主体具有这种相对自由行为选择，才能使得行为主体承担道德责任成为可能。药学职业道德评价的作用之一恰恰在于确认人的行为的道德责任，并通过评价来强化人们的道德责任感。

2. 具有判断医药行为善恶的作用

医药行为本身有善恶之分，就是说医药行为的本身必须伴随一定的道德性质。这是因为医药行为在本质上同样是处理人与人之间的关系，这就使这种行为本身进入伦理和道德范畴，包含某种道德的规定性。例如，药学的研究必须具有某种应用性。科研人员的科研动机和目的，以及该项科研的应用结果，除可以做出科学的价值评价外，同时还可以做出道德善恶判断。这是药学职业道德评价的又一作用。

3. 具有与医药科学相互促进的作用

药学职业道德评价最突出的特点在于它和医药科学是不可分割的。这是药学职业道德评价区别于其他任何形式的特殊性。

首先，药学职业道德评价有赖于医疗实践活动的开展及其所提供的道德现象，否则评价就没有了对象。其次，药学职业道德评价活动往往和医药实践活动相伴进行，可能是对行为过程某一环节的评价，也可能是对活动全过程的评价。再次，药学职业道德评价理论的确立和发展，也有赖于医药科学不断进步。只有在科学不断发展，不断提出新的伦理道德问题的情况下，药学职业道德评价理论的研究才会不断深入。另外，药学职业道德评价的标准同样也要以医药科学的发展规律作为重要尺度，综合科学规律的原则和规范，才能作为药学职业道德评价的标准。

综上所述，药学职业道德评价是道德评价的一种特殊形式。药学职业道德评价是依据一定的道德标准对医药领域的各种专业行为及现象进行的伦理价值判断和善恶褒贬。药学职业道德评价不仅具有一般道德评价所具有的社会性、实践性的特点，而且还具有与医药科学理论和实践融为一体、不可分割的特性。

三、 药学职业道德评价的标准、 特点和依据

（一） 药学职业道德评价的标准

每一种评价具有其独特的评价标准，法律评价的标准是法律条令，经济评价的标准是

经济效益，政治评价的标准是一定的政治原则，道德评价的评价标准则是善恶。

一般来说，在政治上符合社会发展的趋势，能够起到促进作用的就是善；否则就是恶。而道德上所讲的善恶是人们在社会生活中对人的行为或事件进行评价的最基本概念，是个人与社会之间所发生的复杂的道德关系的反映。善就是指符合一定道德原则和规范的行为或事件，即人的行为有利于他人和社会；恶就是指违背一定道德原则和规范的行为或事件，即人的行为有害于他人和社会。正如亚里士多德所说：人类的善，就应该是心灵合于德性的活动；假如德性不止一种，那么，人类的善就应该是合于最好的和最完全的德性的活动。善恶标准是在实践中形成的。

所谓药学职业道德评价标准，就是药学职业道德评价尺度，是伦理学中重要的问题之一，是指药学职业道德评价中用来衡量被评价的客体时，评价主体所运用的参照系统。评价主体用这种参照系统去衡量具体的医学行为，符合要求的，就被认为是善的行为；反之，则是恶的行为。因此，评价标准所解决的是评价尺度问题。

在医药实践活动中，由于人们所处的地位不同、世界观不同，对同一种医药实践行为也常表现出截然相反的评价，因此要正确进行药学职业道德评价，就必须掌握药学职业评价的客观标准，而药学职业道德评价标准是道德评价标准在医药实践活动中的具体化。根据社会主义药学职业道德的基本原则和规范，根据广大人民群众的根本利益及社会进步的要求，道德评价的标准主要有 3 条。

1. 质量标准

质量标准是指医药实践活动是否有利于保证药品质量，增进药品疗效，为解除人民的疾病痛苦和维护人类健康服务。这是衡量和评价医药工作人员的行为是否符合道德及道德水平高低的主要标准，也是药学伦理道德原则的集中体现。

药学职业道德实践的直接目的是为了保障人民的用药安全，提高药品疗效，这就充分体现了药品质量标准并反映了医药实践的直接目的是为人民防病治病、延年益寿提供安全有效、品种齐全、数量充足、价廉物美的药品。一个药品，不是看它广告宣传得如何，而是看它质量和疗效如何。一切有利于这一目标实现的行为是道德的，反之就是不道德的。

2. 社会标准

社会标准是指医药实践行为是否有利于人类生存环境的保护和改善，是否有利于人类健康长寿及优生。

药物是一种特殊商品，它既能防病治病，同时又能给人的身体和环境带来副作用。由于社会进步和科学的发展，人们对医药学的认识眼界更加广阔，期望更高，它已不仅仅满足于消除疾病这一原始初衷，还要不断提升它并赋予它提高人的生命质量的重要任务。改善整个人类的生存环境、健康长寿、优生优育、控制人口数量、提高整个人群的健康水平已成为医药人员追求的目标，为此应该不断研究医药领域出现的新问题、新变化，创造新的治病防病手段和药物，以满足广大人民群众健康的需求。因此，药品生产和经营单位在对废气、废水、废物，以及其他有害的化学、放射性物质处理时，既要考虑自身的利益和安全，也要考虑对波及单位、周围人群、自然环境的污染与危害，一切有利于这一要求实现的行为是道德的，反之就是不道德的。

3. 科学标准

科学标准是指医药实践行为是否有利于医药科学的发展和社会的进步。

医药学是维护人的生命和增进人体健康、改善人的生命质量的科学。在实现医药学的崇高目的和高尚任务的具体实践过程中，需要医药科研人员不断采用先进的科学技术方法，发明创制高质量、高疗效、低毒、低副作用的新药。许多医药工作者都具有坚持真理、勇闯难关、不图名利、团结协作、刻苦钻研、精益求精的科学作风和严谨治学精神，为社会的进步、帮助人民战胜疾病、维护健康做出了贡献，这些都是道德的。但也有沽名钓誉、弄虚作假、贪图名利、学术腐败现象存在于科学研究之中，给医药科研工作带来不利影响，甚至玩弄手中权力，不择手段阻碍医药学事业的发展，这是不道德的。

上述 3 条标准相互联系，相辅相成，缺一不可。其根本目的是维护人民的健康，促进医药科学的发展和社会的全面进步。基于药品是一种特殊的商品，只要坚持这 3 条标准，对医药实践行为开展评价，就能弘扬高尚的药学职业道德，促进形成全社会良好风气。

（二） 药学职业道德评价标准的特点

1. 主观性与客观性的统一

药学职业道德评价标准的客观性，并不完全否认人的主观因素的作用，因为具有客观基础的药学职业道德评价标准必须通过人的主观思维的抽象、概括，才能以规范、原则的形式规定下来，才能成为可以用来评价的尺度。另外，具体的药学职业道德评价过程是一个与标准的确立过程相逆的过程，是主观见之于客观的过程，药学职业道德评价标准在评价主体身上只有达到了主客观两个方面的统一，药学职业道德评价才能得以完成，才能达到药学职业道德评价的应有效果。

药学职业道德评价标准的主客观统一问题，是涉及评价尺度是否具有一致性的问题。一个社会其特定阶段没有一个相对统一的医药道德参照系统，就会给形成社会所要求的药学职业道德制造困难。因此，提高全社会对药学职业道德评价标准的认识和把握水平，特别是提高医学领域各类人员在这方面的责任，关键是广泛开展药学职业道德评价活动和提高这一活动的有效性。

2. 层次性与一致性的辩证统一

药学职业道德评价标准的层次性有两层含义。其一，构成是多层次的，既包括普通伦理学所概括出的道德评价的最一般原则，又包括药学伦理学从药学实践活动中概括出的一般原则，还包括在上述原则指导下反映药学领域各系统特点的具体标准和规范。但评价标准的这些层次是相互联系的，是一个有机整体。其二，评价主体对同一标准的掌握具有层次性，由于各个评价主体社会地位的不同，处在不同的层次上，更重要的是所接受的医药学知识和道德教育背景不同，必定出现对药学职业道德评价标准把握上的不同层次。

这种层次性和一致性的药学职业道德评价标准辩证统一的特点，反映了运用标准时的复杂性。对药学职业道德评价标准没有比较全面和准确的把握，对被评价的对象的道德性质就不可能得到正确的认识和确定。

3. 确定性和变动性的辩证统一

药学职业道德评价活动和医药学科学实践活动是紧密联系的，药学职业道德评价的标准反映了医药学的现状和规律，它是相对确定的，是在动态中变化和发展的。在一定时期内保持其相对稳定性，然而，并不是在任何情况下都是绝对不变的，由于它所反映的社会关系和医学科学是发展变化的，药学职业道德评价标准也必然在一定程度上得到内容上的更新和充实。一方面要注意医药科学发展过程所带来的影响和渗透，另一方面要看到在一般原则统率下具体标准的变动性，所以要充分体现评价标准的确定性与变动性的辩证统一。

以上是药学职业道德评价标准的几个特点。可以从中看出，药学职业道德评价标准与医药科学一样，也是由一个诸多层次和诸多因素构成的标准系统。它是随着医药科学和医药实践的发展而发展、充实的。

（三）药学职业道德评价的依据

确立道德评价的标准对于进行正确的道德评价具有决定作用，但是只有道德评价的标准是远远不够的，还必须掌握其基本依据，这也是伦理学上长期争论不休的问题。在药学职业道德实践中，由于医药人员的行为都是由一定的动机或目的而产生的，并在相应手段下进行，产生一定的行为后果，因此，药学职业道德评价应该以坚持动机与效果的统一、目的与手段的统一为基本根据。

1. 动机与效果的统一

所谓动机，是指人们行为趋向一定目的的主观愿望和意向。效果是指人们行为所造成的客观后果。

由伦理学发展的历史分析可见，在善恶的根据问题上，自古以来就存在两大派之争，即动机论和效果论。前者认为应该以行为的动机为根据，后者则强调只有行为的后果才是评价行为善恶的唯一根据。动机论的最著名的代表人物是康德。康德认为：从道德评价的角度来说，除了一个“善良意志”以外，再没有什么东西可称得上是道德的。而一个人的善良意志被认为是道德的，只是因为它本身的意向是善良的，至于这个善良意志能否带来好的后果那是无关的，后果的好坏绝不反过来影响动机。康德这一观点具有合理因素，但也有局限，他的局限是没有实践活动的动机，不受实践检验的善良意志，只是一种空洞的遐想。因为动机属于一种内在道德意识，要判断动机好坏必须以道德实践及其效果为标准。而与康德相对的是19世纪英国功利主义者穆勒，他是效果论的典型代表。他认为一个人的动机与这个行为是否道德没有关系，只要这个人行为的结果是好的，那么他的行为就是道德的。按照穆勒的观点，一个人在追求个人利益的时候能够对别人有好处，那么他的行为就是道德的。效果论片面强调效果而否认动机，是一种片面性理论。

马克思主义的辩证唯物主义则认为，动机与效果是对立统一的，它们既相互对立，又相互联系、相互转化。马克思主义所说的动机和效果的统一论，绝不是把两者等同平列起来，而是强调实践及其效果的检验作用。社会实践及其效果是检验主观愿望或动机的标准，一个医生在给人看病时，并不会因为有了好的愿望就可以保证每次都能达到好的效果。一个医生在工作中发生了医疗事故，可以肯定地说效果不好，但是不能因为后果不佳就全部否定这个医生，而是应该考察事件的全过程。从医疗过程来看医生在各个方面都采取了负责审慎的态度，只是因为技术条件或某些意外才导致了事故的发生，并且在事故后又能总结经验，吸取教训，认真改正，在这种情况下就不能说这个医生行为是不道德的。反之，若一个人做事只凭动机，不问效果，相当于一个医生只顾开药方，后果如何他根本不管的道理一样，他的行为便是不道德的。

由此可以认为：动机与效果是对立统一关系，是主观与客观、认识与实践的辩证关系的具体体现。只有从效果上检验动机，从动机上看待效果，才能做到把动机与效果真正统一到社会实践中。

药学职业道德评价的主要依据是动机与效果统一论。一般来说在医药实践中，好的动机产生好的结果，坏的动机产生坏的后果。但是医药实践的特殊性决定了医药人员的行为在实践过程中受多方面条件的影响和制约，在许多情况下动机与效果往往存在不一致甚至矛盾，这就需要人们用辩证唯物主义联系的观点、全面的观点和发展的观点具体分析每一个医药实践行为而得出正确的善恶评价，反之就会产生错误的判断和不客观的评价，其直接后果会影响实践者积极性的发挥。

总体来说，对具体医药伦理行为进行伦理评价时侧重效果，对医药人员的药学伦理品质进行评价侧重动机。

2. 目的与手段的统一

所谓目的，是指一个人在通过自己努力后所期望达到的目标。所谓手段，是指达到这一目标所采取的各种措施、方法。目的决定论认为人们行为的善恶，只需依据行为目的来评价。手段决定论认为评价人们行为的善恶，只需依据行为手段。

目的和手段之间存在着辩证统一关系。彼此既相互联系，又相互制约。目的决定手段，手段又必须服从目的。一定的目的必须通过一定的手段才能实现，目的与手段的一致性是药学职业道德行为选择的根本要求。一方面，在具体的药学行为中，行为目的和手段总是确定的，手段是过程，目的是结果，不可混淆。另一方面，在具体行为中，运用医学行为目的和手段的善恶表现有时会不一致。但在药学实践中，药学的手段一般是最能体现药学目的的。因此，从药学职业道德要求出发，根据药学的目的应遵循以下原则来体现药学目的与药学手段的统一。

（1）有效性手段。在药学实践药品的科研、生产过程中所采用的手段应能直接有助于提高药品的疗效和确保药品质量，只有经严格的动物实验和临床试验证明对人体的确没有重大伤害的药才可以被人们使用，那些为了经济利益而不考虑人民的生命安全，盲目生产、销售不合格药品的行为是不道德的。

（2）最优手段。在药品的生产过程中，许多手段都可以成为合格药品生产的有效手段，但为确保药品的质量应选择最优手段，正如《药品生产质量管理规范》中所规定和要求的一样，在生产药品时应确保生产条件都符合标准要求，并且是最佳的状态。

（3）社会福利手段。药学实践中选用的手段必须考虑社会后果。药品在生产过程中的废物排放会给社会和人民的健康带来危害，因此必须认真对待并解决药品生产过程中的一系列危害社会的问题。在药品营销过程中，实践人员也必须既考虑个人利益、经济利益又重视社会效益，这也是医药产业特殊性决定的，在采取手段时一定要兼顾社会的整体利益，充分体现医药事业的社会福利性这一特点，否则其行为就是不道德的。

总之，在评价药学实践的目的与手段的道德时，要注意两者的统一性，要坚持目的决定手段，手段为目的服务的辩证统一关系。目的合乎道德是手段合乎道德的必要条件。采用的手段应完全符合医药实践以保证药品质量，保证人体用药安全，防病治病，维护人民健康长寿和用药的合法权益这一医药实践的根本目的。在药学职业道德评价中既要看其是否选择了正确的目的，又要看其是否选择了正确手段，只有两面全都兼顾，才能做出最权威、科学的评价。

四、 药学职业道德评价的原则和方式

药学职业道德的评价方式与一般道德的评价方式相同，主要有3种：社会舆论、传统习俗和内心信念。前两者来自社会的客观评价，后者来自自我的主观评价。三者相互补充，相辅相成，在药学职业道德评价中缺一不可。

1. 社会舆论

社会舆论是指在一定社会生活范围内或在相当数量的民众之中，对某种社会现象、事件或行为所做出的评价及态度。社会舆论利用报刊、影视、广播等传播媒介和学校、文学作品及其他教育阵地等手段，有领导、有组织地进行社会舆论工作，按照药学伦理评价标准，广泛进行药学伦理教育，以正面的宣传、表彰和反面的批评、抵制的方式，来提高人们的药学职业道德水平。

现阶段由于旧思想、旧观念的影响，社会舆论也并非全都是正确的，因此社会舆论有正误、先进与落后之分，在具体实践中要具体分析接受其正确的部分。社会舆论是一种精神力量，它既是社会上人与人之间关系的一种客观存在的反映，同时又对提高人们的道德行为的水平起着重要作用。从其定义可以看出，社会舆论分为两大类：一类是社会性评价，即有领导、有目的地组织社会各界和病人家属等对药学实践单位和个人的道德状况进行品评，如通过走访问卷、征求意见、反馈信息来赞扬、肯定先进的集体或个人，批评、否定不良的作风和行为，可以通过提高积极的教育力量，来影响药学人员和单位形成良好的道德风尚；另一类是同行评价，即药学人员同仁团体中自发形成的对某人、某事的看法和态度，它同样对医药人员的道德行为起着调节和影响作用，对药学实践个体构成行为的外在约束。

2. 传统习俗

传统习俗也叫传统习惯，是指人们在社会生活中逐渐形成的、稳定的、习以为常的行为倾向，是一种稳定的心理特征和行为规范。传统习俗是自发的社会舆论的重要来源和内容，是一定社会、一定阶级的道德规范的补充，它的特点是以“合法”或“不合法”来评价人们的行为。例如，我国有很多民族，许多民族还有本民族的用药内容、方式、传统和习惯，这是由该民族的社会物质生活条件、文化生活状况、地域差别、气候条件等因素所决定的。应该承认，传统习俗在伦理评价中还具有一定的特殊社会作用。由于它流传久远，深入人心，并往往与民族情绪、社会心理交织在一起，因此比起一般的社会舆论具有稳定性、群众性和持久性。它常用“合乎风俗”与“不合风俗”来评价和判断人们行为的善恶，从而规范行为。就其本质而言，传统习俗有积极的和消极的两方面作用。药学职业道德传统是社会传统习俗的一个组成部分，它反映的是医药人员在医药实践中形成的比较稳定的、习以为常的药学职业道德信念和态度，体现着医药职业特定的价值观念。进步的传统习俗对医药人员的良好道德形成有积极作用，而在实践中需要坚决抵制封建的、落后的传统习俗。因此，要求医药人员在药学职业道德评价中对传统习俗进行科学的“扬弃”，以树立良好的道德风尚。

3. 内心信念

内心信念是人们发自内心地对某种道德义务的真诚信仰和强烈义务感，是对自己行为

进行评价的内在精神力量。内心信念是深刻的道德认识、强烈的道德情感和超强的道德意志的有机统一，是以进行伦理行为选择的内在动机和道德品质构成的某种要素。人们在一定内心信念的支配下，会做出道德的或不道德的各种行为：如果自觉履行了某种道德义务，则会感到内心无愧，得到精神上的满足，从而形成一种信心和力量，继续坚持这种行为；如果违背了某种道德义务，则往往感到羞愧不安，受到内心谴责。内心信念是通过人们的良心来发挥作用的，表现一个人道德水平的高低。医药人员的内心信念是指发自内心地对药学职业道德原则、规范和药学职业道德理想的正确性和崇高性的笃信，以及由此产生的强烈的道德责任感。内心信念也是药学职业道德评价的一种最基本的、最重要的方式，它可以提供外界评价所不能掌握的深度和广度，同时它又是社会舆论、传统习俗发挥评价力量的内在决定因素，没有内心信念与社会舆论及传统习俗的相互作用与沟通，药学职业道德评价方式就很难发挥其作用。因此，从某种意义上讲，内心信念是通过职业良心发挥作用的，一旦它发挥作用就可以在人内心道德法庭上反省自己的行为，从而实施自我控制和自我监督，成为人进行自我道德修养的内在的不竭动力。

第二节　药学职业道德修养

在马克思主义伦理学中非常重视人的道德修养。所谓修养，从字面来看，修就是整治、提高、磨炼；养就是养成、培育，是指一个人在政治、道德、学识，乃至技艺等方面所进行的勤奋学习和涵育锻炼的功夫，以及经过努力所达到的某种能力和素质。

道德修养是道德活动的一种形式，是指人们在思想品质、思想意识方面的自我锻炼和改造。它包括按照一定的道德原则和规范进行的活动，以及在这些活动中所养成的情操和达到的思想境界。

马克思主义认为，道德修养要在社会实践的基础上进行，是正对邪、是对非、善对恶的两种道德思想的斗争过程。社会主义道德修养的内容包括学习共产主义道德理论，树立共产主义人生观和道德理想，把道德理想人物作为自己学习的楷模；结合社会实践，依照社会主义道德原则和规范，进行自我对照检查做自我批评，在锻炼正确思想战胜错误思想的基础上，培养和形成新的道德情感和道德信念，并把正确认识付诸实践，在工作和生活中形成新的社会主义道德品质和道德习惯。

一、 药学职业道德修养的含义与意义

（一） 药学职业道德修养的含义

药学职业道德修养是指医药工作者在医药方面勤奋学习和涵养锻炼的功夫，以及在医药实践中通过自我锻炼、改造、培养和教育所达到的道德水平、能力和思想品质。药学职业道德修养的内在因素是不断深化药学职业道德教育和药学职业道德监督效果，医药人员的高尚道德品质不是先天具有的，而是在后天社会实践中形成的。没有药学职业道德修养，药学职业道德教育与监督就不能取得应有效果，可见，它是药学职业道德活动的重要形式。

（二） 药学职业道德修养的意义

加强药学职业道德修养有利于促进医药人员身心健康发展，培养医药人员高尚的药学职业道德境界，同时促进和推动社会主义精神文明建设。

药学职业道德境界是指医药人员在锻炼和修养的过程中，遵循一定的道德原则和规范，形成高低不等的道德水平、思想情感和情操的综合。一个人药学职业道德境界的高低受制于一个人的世界观、人生观和价值观。在现实社会生活中，由于每个人所形成的世界观、人生观和价值观的差异，人们对人生的意义、善恶、荣辱、苦乐、美丑等产生不同的看法，对职业的性质及其社会地位、作用的认识程度不同，每个人的科学文化素养水平不同，故而表现出不同的道德境界水平。加强药学职业道德修养能使低层次的道德境界向最高层次转化。

（1）加强药学职业道德修养有利于药学职业道德社会作用得以充分发挥。一个人一旦有了医药道德修养，就能使其道德原则和道德规范变成良好的医药道德风尚，就能把一定的道德观点、信念和理论转化为一定的道德行为，形成一定的道德品质。药学职业道德修养既是一个过程，又是一个结果，表现为自我认识、自我评价、自我锻炼的功夫和能力。具有一定药学职业道德修养的人，必定能够认识一定的道德关系，把握自己的行为，会按照一定的道德原则和道德规范处理个人与他人、个人与社会的关系。

（2）加强药学职业道德修养有利于药学职业道德教育。药学职业道德修养是个人自觉进行的道德活动，是个人根据一定的道德原则和道德规范，进行自我教育、自省的过程。发挥药学职业道德教育作用，实现道德目的，都必须通过启发人们进行医药道德修养的自觉性。在药学职业道德修养中，人们从道德教育的对象变成道德教育的主体，使社会教育变成自我教育，把一定的道德原则和规范变成内在的道德信念，并转化为道德行为。

（3）加强药学职业道德修养有利于培养品德。药学职业道德修养是医药人员自我教育、自我改造、自我锻炼、自我提高的过程。因而它的前提是自觉性，没有自觉性就没有道德修养。而道德教育取得成效的基础又是药学职业道德修养，因此没有药学职业道德修养，药学职业道德教育就毫无意义。药学职业道德修养就是自觉地自我修养，只有发挥主观能动性，自觉地按照药学职业道德原则和规范的要求，进行药学职业道德修养，才能使药学职业道德转化为内心信念，变成道德品质。所以，一个具有药学职业道德品质的人，一定是自觉地进行药学职业道德修养的人。

（4）有利于促进医药科学事业的发展。加强药学职业道德修养就是要培养医药人员树立崇高的医药道德理想，激发爱岗敬业、无私奉献的精神，增强为发展医药科学事业而奋斗的信念，在攀登医药科学高峰的过程中培养坚忍不拔、勇于进取的意志品质，建立全心全意为人民服务，为维护和保障人民的生命健康服务的崇高志向。

二、 加强药学职业道德修养的途径与方法

1. 接受道德教育，提高道德认识

药学职业道德教育是为了使医药人员更好地履行医药道德义务，有目的、有计划地对其灌输系统的药学职业道德、施加药学职业道德影响的过程。

药学职业道德思想不是自发形成的，而是经过长期的学习实践得到形成和发展的。药

学职业道德教育是一种职业道德教育。其基本任务是，通过教育，将社会主义药学职业道德的理论、原则、规范和要求，转化为医药人员的内心信念，形成正确的药学职业道德观念和稳定的药学职业道德责任感，以及在此基础上产生自我约束、自我激励和自我评价的能力，从而自觉地调整自己的药学职业道德行为，实现药学职业道德的基本原则和规范，履行药学职业道德义务。

药学职业道德教育既是社会主义精神文明建设的一个重要内容，又是医药卫生单位思想政治工作的一项经常性任务。有组织、有计划地开展药学职业道德教育，对于促进药学职业道德医风的建设具有重要的意义。其意义在于药学职业道德教育是社会主义精神文明建设的重要组成部分，同时也是培养优良道德风气的重要保证。优良道德风气形成的基本途径都是组织的教育、个人的学习和在医药实践中不断提高。药学职业道德教育是医药卫生事业改革的迫切需要。在社会主义市场经济条件下，医药卫生事业的改革不断深化，绝大部分医药人员能够坚持社会主义方向，履行救死扶伤、防病治病、全心全意为人民健康服务的宗旨。但是，也有少数医药人员只追求经济利益或通过不正当的途径捞取个人利益。在新形势下，如何正确处理好社会效益与经济效益的关系、医药人员与患者的利益关系、个人与集体的利益关系，是医药卫生单位面临的一个重要课题。只有加强药学职业道德教育，才能统一广大医药人员的思想认识，保持医药卫生事业的社会主义方向。

因此，培养药学职业道德行为和习惯是进行社会主义药学伦理教育的归宿。其中，药德习惯是一个人由不经常的伦理行为转化为道德品质的关键。在药德教育过程中，不仅要求所有的药学工作人员要自觉地按照社会主义药德的基本原则规范行事，还要将已经实践的药德行为变为良好的药德习惯。进行道德教育，必须坚持正确的原则坚持正面引导，耐心说服；坚持对不同年龄和不同性格的青年采取不同的教育方法；还有坚持理论和实践相结合等。这些原则是广大教育工作者从教育实践中总结出来的。只要坚持这些原则，就一定能把道德教育搞好。教育工作者还必须在道德教育工作中努力探讨药学伦理教育的规律和途径，在教育过程中才会获得好的效果。

药学职业道德教育的方式灵活多样，归纳起来，主要有以下几种。

（1）普及教育。一方面，要将家庭、学校和社会各方面的力量结合在一起，齐心协力进行道德教育。另一方面，在学校、单位内部将其他各种教育、学习和活动过程配合起来，相辅相成，将药德教育融入日常活动中。

（2）潜移默化教育。要求学校的教职工和医药单位的领导、干部做到教书育人、管理育人、服务育人，学校、药厂和其他医药单位都要加强校风、校纪，厂风、厂纪和工作作风及环境建设，从而随时起到潜移默化的道德教育作用。

（3）正反两个方面的教育。一方面，通过各种典型人物、事迹，开展以正面教育为主的道德宣传教育，以先进人物为榜样、做示范，增加道德影响；另一方面，对于青年学生和医药人员存在的缺点要从关心爱护的角度出发，疏通思想，消除对立情绪，引导上进，清除思想障碍。对于他们存在的某些错误思想和违背药德的行为，要进行耐心的思想教育，尽可能使消极因素转化为积极因素，变不伦理行为为伦理行为。

2. 在药学实践中强化道德修养

教育对于药学职业道德修养固然重要，但更重要的还是躬行实践。实践是药学职业道德修养的根本途径和根本方法。修养的目的又是为了社会实践。所以，只有与社会实践相结合，贯彻言行一致、理论与实践相联系的原则，才能不断地改正自己身上的缺点和不善行为，才能逐步地培养起社会主义道德品质。

药学职业道德修养的过程本身就是道德实践过程，是为人民健康服务的过程。躬行实践，进行药学职业道德修养，首先，要学习理论和不断总结经验。而这种学习要不断地提高，在从认识到实践、从实践到认识的不断循环中得到提高，使每一次新的学习和实践都上一个层次。其次，要注意逐步完善，高尚的药学职业道德品质是一点一滴的“修”来“养”成的。要达到一种崇高的精神境界，就必须从小事做起。再次，要与整个人生的道德实践相结合。药学职业道德实践只是整个人生道德实践的一部分，其他社会道德修养是药学职业道德修养的基础，而药学职业道德修养又是其他社会道德修养的深化、发展和体现。因此，医药工作者在进行药学职业道德修养时，一定要结合其他道德修养进行。

衡量一个医药工作者是否真正具有高尚的药学职业道德，不是听他的言论，而主要是看他的实践。医药人员在实践中加强药学职业道德修养有如下具体要求。

（1）坚持以全心全意为人民服务的世界观、人生观来检查指导自己的言行，弃恶扬善，不断修正，在改造客观世界的同时坚持改造自己的主观世界，提高自己的思想觉悟和道德水平。

（2）随着医药科学的进步，在加强药学职业道德修养的同时应结合医药科学的新发展不断注入医药道德修养全新的内容。

（3）在“内省”和“慎独”中自觉提高道德修养。

“内省”与“慎独”是中国古代自我修养中的精华。修养的途径及方法尤其强调“内省”和“慎独”。

“内省”即对自我内心的省视，是一种“自律”心理，也是一种自我反省的精神。通过内省反思自己的言行举止，然后进行自我批评从而达到自我完善。所谓“慎独”，是中国伦理思想史上特有的范畴，作为药学职业道德修养的途径及方法，是指医药人员在个人单独工作无人监督的时候，仍然自觉坚持医药道德信念和职业操守，遵守医药道德原则和规范，按一定的道德准则去行动。

如果说“内省”是一种内心的自律进取，那么“慎独”则侧重于外在行为。“慎独”既是一种修养方法，也是道德修养所要达到的一种崇高境界。“慎独”强调道德主体内心信念的作用，是一种“理性”自律，是道德主体的“自我立法”和自觉自愿地“自我监督”与“自我育德”。通过“内省”做到“慎独”，持之以恒，从而达到崇高的药学职业道德境界。

积极进行内省，需要做到如下3点。

（1）要正确认识自己。要正确认识自己的优缺点，要把理想中的我与实际中的我结合起来，进行自我审视，全面地估价。只有认识到不足，才能按照社会主义药学职业道德原则和规范要求自己，逐步成为具有高尚道德品质的人。

（2）要严于律己。在药学职业道德修养过程中，高标准要求自己很重要。如果以低标准对照自己，总觉得自己还不错，就必然自满自足；而以高标准严格要求自己，主动以药学职业道德规范衡量自己，就会发现自身的缺点，发现与药学职业道德相悖之处。严于律己才能不断提高并完善自己药学职业道德的修养水平。

（3）要不断反省。通过反省自己的思想和行为，总结经验教训，不断提高和进步。医药人员在工作中，存在某种弱点是无法回避的，甚至出现这样或那样的错误，别人一旦提出，就要虚心地接受。

“慎独”对医药人员来说，有着更重要、更特殊的道德意义，主要表现在以下3个方面。

（1）医药工作者职业活动形式需要“慎独”。医药工作更多的是在无人监督情况下独自进行工作。特别是医生诊察、护士配药、药学人员组方、配料、检验、发药等，大多数是一人操作，这便要求医药工作者具有“慎独”的修养。

（2）医药工作者的职业性质需要“慎独”。医药工作关系到人民的生命安危。医药职业的性质要求医药人员在工作中，无论是否有人在场，都要小心谨慎、尽职尽责，因而“慎独”修养显得尤为重要。

（3）医药工作的特殊性需要“慎独”。在医疗工作中，有时会涉及病人的隐私，有时诊察的是异性患者，在这种特殊场合，更要强调“慎独”修养，自觉为病人的隐私保密，医疗行为要谨慎，尊重患者的人格。

医药工作者要达到“慎独”的境界，必须从以下几方面着手。

（1）加强学习。进行道德修养必须有坚定准确的信念作为精神支柱，而信念决定一个人的立身做人处事之始。系统地学习理论知识，了解和掌握药学伦理道德基本理论、原则和规范，在学习的过程中树立科学的世界观，形成正确的道德信念，并将其转化为内在自觉，从而指导自己的医疗实践活动。

（2）培养良好的道德品质。在道德修养中努力培养、提高完善道德认知、道德情感、道德意志。一个连最基本的道德品质都不具备的人是无法达到“慎独”境界的。道德品质在道德修养中十分重要。而道德品质培养的过程就是把道德规范转化为内在伦理要求的过程。为此，作为道德主体，要提高自己的明辨能力，对丑陋的、不良的行为要坚持抵制、引以为戒。

（3）持之以恒。要做到“慎独”，须有坚定的信念、持之以恒的精神。只有时时、处处、事事严格要求自己，才能达到“慎独”的自觉性、一贯性和坚定性。

药学职业道德品质的形成不是一蹴而就、一劳永逸的，而是一个不断深化、不断磨炼的永无止境的过程。这就需要医药人员在修养过程中保持顽强的意志品质，持之以恒，知难而进，自觉地将社会主义药学职业道德原则和规范落实在实际行动中，使自己成为有益于人民、有益于社会的具有高尚道德品质的楷模。

目标检测

1. 论述药学职业道德评价的标准和依据。
2. 简述药学职业道德评价的意义和作用。
3. 简述药学职业道德评价的原则和方式。
4. 药学职业道德修养的含义与意义是什么？
5. 结合实际，谈谈加强药学职业道德修养的途径与方法。
6. “慎独”有什么意义？如何做到“慎独”？

附　录

附录1　医药文献

忘欲探艺

余每览越人入虢之诊，望齐侯之色，未尝不慨然叹其才秀也。怪当今居世之士，曾不留神医药，精究方术，上以疗君亲之疾，下以救贫贱之厄，中以保身长全，以养其生。但竞逐荣势，企踵权豪，孜孜汲汲，惟名利是务；崇饰其末，忽弃其本，华其外而悴其内。皮之不存，毛将安附焉？卒然遭邪风之气，婴非常之疾，患及祸至，而方震栗，降志屈节，钦望巫祝，告穷归天，束手受败。赍百年之寿命，持至贵之重器，委付凡医，恣其所措。咄嗟呜呼！厥身已毙，神明消灭，变为异物，幽潜重泉，徒为啼泣。痛夫！举世昏迷，莫能觉悟，不惜其命，若是轻生，彼何荣势之云哉！而进不能爱人知人，退不能爱身知己，遇灾值祸，身居厄地，蒙蒙昧昧，蠢若游魂。哀乎！趋世之士，驰竞浮华，不固根本，忘躯徇物，危若冰谷，至于是也。

——【东汉】张仲景《伤寒论》自序

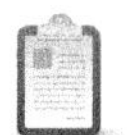

智圆行方

孙思邈曰："良医导之以药石，救之以针剂，圣人和之以至德，辅之以人事，故形体有可愈之疾，天地有可消之灾。"又曰："胆欲大而心欲小，智欲圆而行欲方。《诗》曰：'如临深渊，如履薄冰'，谓小心也；'赳赳武夫，公侯干城'，谓大胆也。'不为利回，不为义疚'，行之方也；'见机而作，不俟终日'，智之圆也。"

——【后晋】刘昫《旧唐书·孙思邈传》

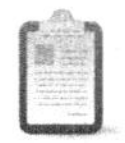

素习医遇

治疾者众，必以孟浪酬塞，误人者多，爱人者鲜。是则日处百方，月为千轴，未尝不轻其药性，任其死生，浮华之功，于何而得？及其爱深亲属，情切支肌，患起膏肓，疴兴府俞，虽欲尽其治功，思无所出。何以故然？本不素习，卒难改变故也。胡麻鹿藿，才救头痛之疴；麦曲芎䓖，反止河鱼之疾。思不出位，事局辕下，欲求反死者于元都，扬己名于绿帙，其可得乎？

——【南朝】萧纲《梁简文帝集》

大医精诚

世有愚者，读方三年，便谓天下无病可治；及治病三年，乃知天下无方可用。故学者必须博极医源，精勤不倦，不得道听途说，能言医道已了，深自误哉！凡大医治病，必当安神定志，无欲无求，先发大慈恻隐之心，誓愿普救含灵之苦。若有疾厄来求救者，不得问其贵贱贫富，长幼妍媸，怨亲善友，华夷愚智，普同一等，皆如至亲之想。亦不得瞻前顾后，自虑吉凶，护惜身命。见彼苦恼，若已有之，深心凄怆。勿避险巇、昼夜寒暑、饥渴疲劳，一心赴救，无作功夫形迹之心。如此可为苍生大医，反此则是含灵巨贼……其有患疮痍下痢，臭秽不可瞻视，人所恶见者，但发惭愧凄怜忧恤之意，不得起一念蒂芥之心，是吾之志也。夫大医之体，欲得澄神内视，望之俨然。宽裕汪汪，不皎不昧。省病诊疾，至意深心。详察形候，纤毫勿失。处判针药，无得参差。虽曰病宜速救，要须临事不惑。唯当审谛覃思，不得于性命之上，率尔自逞俊快，邀射名誉，甚不仁矣。又到病家，纵绮罗满目，勿左右顾眄；丝竹凑耳，无得似有所娱；珍馐迭荐，食如无味；醽醁兼陈，看有若无。所以尔者，夫人一向隅，满堂不乐，而况病人苦楚，不离斯须；而医者安然欢娱，傲然自得，兹乃人神之所共耻，至人之所不为，斯盖医之本意也。夫为医之法，不得多语调笑，谈谑喧哗，道说是非，议论人物，炫耀声名，訾毁诸医。自矜已德。偶然治瘥一病，则昂头戴面，而有自许之貌，谓天下无双，此医人之膏肓也……所以医人不得恃己所长，专心经略财物，但作救苦之心……

——【唐】孙思邈《备急千金要方》

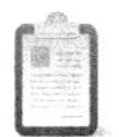

宋清市药

宋清，长安西部药市人也，居善药。有自山泽来者，必归宋清氏，清优主之。长安医工得清药辅其方……咸誉清……亦皆乐就请求药，冀速已。清皆乐然响应，虽不持钱者，皆与善药，积券如山，未尝诣取直。或不识，遥与券，清不为辞。岁终，度不能报，辄焚券，终不复言。

——【唐】柳宗元《柳河东集·宋清传》

明医箴

今之明医，心存仁义。博览群书，精通道艺，洞晓阴阳，明知运气。药辨温凉，脉分表里，治用补泻，病审虚实，因病治方，对证投剂，妙法在心，活变不滞。不炫虚名，惟期博济，不计其功，不谋其利，不论贫富，施药一例。起死回生，恩同天地。如此明医，芳垂万世。

——【明】龚信（选自清·陈梦雷编《古今图书集成医部全录·艺文》）

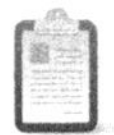

医家十要

一存仁心，乃是良箴，博施济众，惠泽斯深。

二通儒道，儒医世宝，道理贵明，群书当考。

三精脉理，宜分表里，指下既明，沉疴可起。

四识病原，生死敢言，医家至此，始称专门。

五知运气，以明岁序，补泻温凉，按时处治。

六明经络，认病不错，脏腑洞然，今之扁鹊。

七识药性，立方应病，不辨温凉，恐伤性命。

八会炮制，火候详细，太过不及，安危所系。

九莫嫉妒，因人好恶，天理昭然，速当悔悟。

十勿重利，当存仁义，贫富虽殊，药施无二。

——【明】龚庭贤《万病回春·医家病家之要》

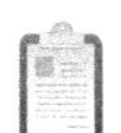

医家五戒十要

五戒：

一戒：凡病家大小贫富人等，请观者便可往之，勿得迟延厌弃，欲往而不往，不为平易。药金毋论轻重有无，当尽力一例施与，自然阴骘日增，无伤方寸。

二戒：凡是妇人及孀妇尼僧人等，必候侍者在旁，然后入房诊视，倘旁无伴，不可自看。假有不便之患，更宜真诚窥睹，虽对内人不可谈，此因闺阃故也。

三戒：不得出脱病家珠珀珍贵等送家合药，以虚存假换，如果该用，令彼自制人之。倘服不效，自无疑谤，亦不得称赞彼家物色之好，凡此等非君子也。

四戒：凡救世者，不可行乐登山，携酒游玩，又不可非时离去家中。凡有抱病至者，必当亲视用意发药，又要依经写出药帖，必不可杜撰药方，受人驳问。

五戒：凡娼妓及私伙家请看，亦当正己视如良家子女，不可他意见戏，以取不正，视毕便回。贫窘者药金可璧，看回只可与药，不可再去，以希邪淫之报。

十要：

一要：先知儒理，然后方知医理，或内或外，勤读先古明医确论之书，须旦夕手不释卷，一一参明融化机变，印之在心，慧之于目，凡临证时自无差谬矣。

二要：选买药品，必遵雷公炮炙，药有依方修合者，又有因病随时加减者，汤散宜近备，丸丹须预制，常药愈久愈灵，钱药越陈越异，药不吝珍，终久必济。

三要：凡乡井同道之士，不可生轻侮傲慢之心，切要谦和谨慎，年尊者恭敬之，有学者师事之，骄傲者逊让之，不及者荐拔之，如此自无谤怨，信和为贵也。

四要：治家与治病同，人之不惜元气，斫丧太过，百病生焉，轻则支离身体，重则丧命。治家若不固根本而奢华，费用太过，轻则无积，重则贫窘。

五要：人之受命于天，不可负天之命。凡欲进取，当知彼心顺否，体认天道顺逆，凡顺取，人缘相庆，逆取，子孙不吉。为人何不轻利远害，以防还报之业也？

六要：里中亲友人情，除婚丧疾病庆贺外，其余家务，至于馈送往来之礼，不可求奇好胜。凡飧只可一鱼一菜，一则省费，二则惜禄，谓广求不如俭用。

七要：贫穷之家及游食僧道衙门差役人等，凡来看病，不可要他药钱，只当奉药。再遇贫难者，当量力微赠，方为仁术。不然有药而无伙食者，命亦难保也。

八要：凡有所蓄，随其大小，便当置买产业以为根本，不可收买玩器及不紧物件，浪费钱财。又不可做银会酒会，有妨生意，必当一例禁之，自绝谤怨。

九要：凡室中所用各样物具，俱要精备齐整，不得临时缺少。又古今前贤书籍，及近时明公新刊医理词说，必寻参看以资学问，此诚为医家之本务也。

十要：凡奉官衙所请，必要速去，无得怠缓，要诚意恭敬，告明病源，开具方药。病愈之后，不得图求扁礼，也不得言说民情，至生罪戾。闲不近公，自当守法。

——【明】陈实功《外科正宗》

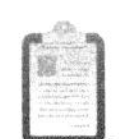

祝医一则

凡为医师，先当识药。药之所产，方隅不同则精粗顿异，收采不时则力用全乖；又或市肆饰伪，足以混真。苟非确认形质，精尝气味，鲜有不为其误者。譬诸将不知兵，立功何自？医之于药，亦犹是耳。既识药矣，宜习修事。雷公炮炙固为大法，或有未尽，可以意通，必期躬亲，勿图苟且。譬诸饮食，烹调失度，尚不益人，反能增害，何况药物关于躯命者也？可不慎诸！

——【明】缪希雍《本草经疏》

书方共识二则

国家征赋，单曰易知；良将用兵，法云贵速；我侪之治病亦然。尝见一医，方开小草，市人不知为远志之苗，而用甘草之细小者。又有一医，方开蜀漆，市人不知为常山之苗，而令加干漆者。凡此之类，如写玉竹为萎蕤，乳香为熏陆，天麻为独摇草，人乳为蟠桃酒，鸽粪为左蟠龙，灶心土为伏龙肝者，不胜枚举。但方书原有古名，而取用宜乎通俗，若图立异矜奇，致人服生不解，危急之际，保无误事？又有医人工于草书者，医案人或不识，所系尚无轻重；至于药名，则药铺中人，岂能尽识草书乎？孟浪者约略撮之而贻误，小心者往返询问而羁诞。可否相约同人，凡书方案，字期清爽，药期共晓。

——【明】吴又可《吴医汇讲》

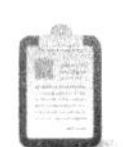

九恨

一恨挑筋割肉，五脏之病，岂尽在筋，挑断不知当那一味药；六淫之贼，岂尽在血，血出又不知退那一经邪。这一种挑筋的死后定在阿罗地狱。如对予说出理来，予便不恨。

一恨病儿见面，寒热虚实，茫然不知，辄日死作活医。药之不效，死不任过。一药偶中，活即居功，死症能生。对予说出理来，予便不恨。

一恨见儿烧热，并不知烧从何感，热自何生，就推乱拿，致儿大啼大叫，汗出热解，偶尔撞着，便自称神。既自称神，缘何有效不效。对予说出理来，予便不恨。

一恨不知症候，药与病反。不曰自己用药不当，且曰儿母有失护持。对予说出理来，予便不恨。

一恨活症，屡药不效，名医一药成功。不曰自己不知，且曰他有时运。对予说出理来，予便不恨。

一恨以丸散为欺人之具，其实不值一文。且曰此丸此散，真是无价。不论中病与否，解包投服，不愈，则多方以药本为辞。丸散既属无价，投服病胡不瘳。对予说出理来，予便不恨。

一恨动用牛黄、竹沥、贝母，为除痰要药。痰有寒热。热痰见此，真似滚汤泼雪；寒痰见此，竟是雪上加霜。不论寒热，概投儿服。对予说出理来，予便不恨。

一恨必用柴胡退烧。烧热有表里之殊，柴胡专属解表之味。脾虚肾虚，气血两虚，诸烧热亦用柴胡。对予说出理来，予便不恨。

一恨用汤头有内减外加说。加减原在汤头内，看脏腑之有虚有实，酌药味之宜多宜寡。间或清病之来路，寒病之去路，外加一二味，此是变通妙手。如曰内可减，外可加，则四君子加两味，便成六君子，十全大补减两味，便是八珍。对予说出理来，予便不恨。

——【清】夏鼎《幼科铁镜》

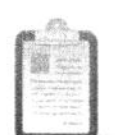

医中百误歌（节录）

医中之误有百端，漫说肘后尽金丹，先将医误从头数，指点分明见一般。医家误，辨证难，三因分症似三山，三山别出千条脉，病有根源仔细看。医家误，脉不真，浮沉迟数不分清，却到分清浑又变，胸中了了指难明。医家误，失时宜，寒热温凉要相时，时中消息团团转，惟在沉潜观化机。医家误，不明经，十二经中好问因，经中不辩循环理，管教阳证入三阴。医家误，药不中，攻补寒温不对症，实实虚虚误非轻，举手须知严且慎。医家误，伐无过，药有专司切莫错，引经报使本殊途，投剂差讹事辄复。医家误，药不称，重病药轻轻反重，轻重不均皆误人，此道微乎危亦甚。医家误，药过剂，疗寒未已热又至，疗热来已寒更生，劝君举笔须留意。医家误，失标本，缓急得宜方是稳，先病为本后为标，纤悉几微要中肯。医家误，舍正路，治病不识求其属，壮水益火究根源，太仆之言须诵读。医家误，昧阴阳，阴阳极处没抓拿，亢则害兮承乃制，灵兰秘旨最神良。医家误，昧寒热，显然寒热易分别，寒中有热热中寒，须得长沙真秘诀。医家误，昧虚实，显然虚实何难治，虚中有实实中虚，用药东垣有次第。医家误，药姑息，症属外邪须克治，痞满燥实病坚牢，茶果汤丸何所济。医家误，药轻试，攻病不知顾元气，病若祛时元气伤，似此何劳君算计。医家误，不知几，脉动症变只几希，病在未形先着力，明察秋毫乃得之。医家误，鲜定见，见理真时莫改变，恍似乘舟破浪涛，把舵良工却不眩。医家误，强识病，病不识时莫强认，谦躬退位让贤能，务俾他人全性命。医家误，在刀针，针有时宜并浅深，百毒总应先艾灸，头面之上用神灯。医家误，薄愚蒙，先王矜恤是孤穷，病笃必施真救济，好生之念合苍穹。医家误，不克己，见人开口便不喜，岂知刍荛有一能，何况同人说道理。

——【清】程国彭《医学心悟》

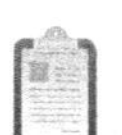

医家功德

施效验良方。平时须合应验丹药。遇急病者，请致即行。诊脉不轻率任意。不因贵药，辄减分数。不因薄酬，迟滞其往。不因错认病症，下药委曲回护。不因祁寒暑雨，惮于远赴。不因饮酒宴乐，托辞不往。耐心替病人诊脉。遇贫病者，捐药施治。不因循用药，迟其痊愈。不用霸道劫剂，求其速效。不乘人重病险疮，勒厚谢。不妄惊病家。不卖假药误人病。不轻忽临危病人。不厌恶秽恶病人。不与同道水火，误及病人。不用堕胎药。不忌时医，辄生毁谤。不认病失真，强用峻剂。可以步行，不必舟舆，费人财物。不待药资，然后发药。以上二十四条，业斯道者，能反而求之，后福无穷矣。

——【清】黄凯钧《友渔斋医话》

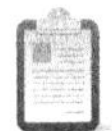

药师信条

技术须迅速而精密以利业务的发展
动作须活泼而谨慎以免忙中的错误
施行仁术以尽慈善之义务
依照药典以重病民之生命
制造调配确实以增新医之声誉
清洁整齐弗怠以释外人之疑虑
不许冒充医师以清职业之界限
不许诽谤他人以丧自己之人格
非礼之心勿存养成规矩的态度
非义之利勿取养成正当的行为
勿卖假药须清白的辨别
勿买仇货须切实的觉悟（注："仇货"指日货）
弗配害人之处方本良心而尽天职
弗售毒杀之药品恃药律以保民生
遵守旧道德以除一切之不正
遵守新生活以除一切之恶习
疑事切弗自专以减过失
余暇多看书报以广知识
凡事须亲自操作以免隔阂之弊
每日须摘记要以免穷思之苦

——1935 年《广济医刊》第 12 卷

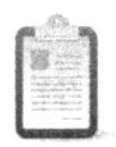

日内瓦宣言

我将尽我所能来维护医学职业的荣誉和可贵的传统。我的同行均是我的兄弟姐妹。我不允许年龄、疾病或残疾、信仰、民族、性别、国籍、政见、人种、性取向、社会地位或其他因素来干扰我的职责和我与病人之间关系。我对人的生命，从其孕育之初，就保持最高的尊重，即便在威胁下，我也决不将我的医学知识用于违反人权和公民自由的事情。我出自内心并以我的人格，庄严地做出这些誓言。

——百度百科

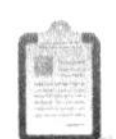

胡佛兰德十二箴

1. 医生活着不是为了自己，而是为了别人，这是职业的性质所决定的。不要追求名誉和个人利益，而是用忘我的工作来救活别人。救死扶伤，治病救人，不应怀有别的个人目的。

2. 在病人面前，该考虑的仅仅是他的病情，不是病人的地位和钱财。应该掂量一下有钱人的一撮金钱和穷人感激的泪水，你要的是哪一个？

3. 在医疗实践中应当时刻记住病人是你服务的靶子，而不是弓箭，绝不能去玩弄他们。思想里不要有偏见，医疗中切勿用狭隘的眼光去考虑问题。

4. 把你那博学和时兴的东西搁在一边。学习如何通过你的言语和行动取得病人的信任，而这些并不是表面的、偶然的或是虚伪的。切不可口若悬河，故弄玄虚。

5. 在晚上应当想一想白天所发生的一切事情，把你一天中所得到的经验和观察到的东西记录下来，这样做有利于病人，有益于社会。

6. 一次慎重、仔细的临床查房，比频繁而又粗疏的临床检查好得多。不要怕降低你的威信而拒绝病人经常的邀请。

7. 即使病入膏肓无药救治时，你还应该维持他的生命，为解除当时的痛苦来尽你的义务。如果放弃，就意味着不人道。当你不能救他时，也应该去安慰他。要争取延长他的生命，哪怕是很短的时间。这是作为一个医生的应有表现。不要告诉病人他的病情已处于无望的情况。要通过你谨慎的言语和态度，来避免他对真实病情的猜测。

8. 应尽可能地减少病人的医疗费用，当你挽救他的生命而又拿走了他维持生活的费用，那有什么意义呢?

9. 医生需要获得公众的好评，无论你有多大学问、多光彩的行为，除非你得到人民的信任，否则不能获得大众有利的好评。你必须了解人和人们的心理状态，一个对生命感兴趣的人，就应当听取那质朴的真理，就应当承认丢面子的过失，这需要高贵的品质和善良的性格。避免闲扯，沉默更为好些。不需再告诉你了，你应该去反对热衷赌博、酗酒、纵欲和为名誉而焦虑。

10. 尊重和爱护你的同行。如不可能，最低限度也应该忍让。不要谈论别人，宣扬别人的不足是聪明人的耻辱。只言片语地谈论别人的缺点和小小的过失，可能使别人的名誉造成永久损害，应当考虑到这种后果。每个医生在医疗上都有他自己的特点和方法，不宜去作轻率的判断。要尊重比你年长的医生和爱护比你年轻的医生，要发扬他们的长处。当你还没有看过这个病人，你应当拒绝评论他们所采取的治疗。

11. 一次会诊不要请很多人，最多三名。要选合适的人参加。讨论中应该考虑的是病人的安全，不必做其他的争论。

12. 当一个病人离开他的经治医生来和你商量时，你不要欺瞒他。应叫他听原来医生的话，只有发现那医生违背原则并确信在某方面的治疗有错误时，再去评论他，这才是公平的，特别在涉及对他的行为和素质的评论时更应如此。

高等医药院校学生行为规范（试行）

高等医药院校的学生是我国社会主义医药事业的重要后备力量，毕业后将从事拯救生命、保护人民健康的崇高职业。为了培养他们成为德、智、体全面发展的社会主义建设者、接班人和品德高尚的医师，除要求遵守国家教委颁发的《高等学校学生行为准则》外，还须要求他们自觉遵守以下行为规范。

1. 立志献身于祖国医药卫生事业，救死扶伤，实行革命的人道主义。培养高尚的医药职业道德，以白求恩为榜样，全心全意为人民服务。

2. 学习和宣传我国医药卫生工作方针、人口政策及各项卫生和药政法规。

3. 刻苦钻研业务，掌握医药科学的基础理论、基本知识、基本技能，努力做到政治坚定、技术优良。

4. 要视病人如亲人，不可为学习技术增加病人痛苦，影响病人康复；要严格保守病人信托的一切秘密和隐衷；要学会做病人的思想工作，帮助他们解除因疾病造成的心理负担，增强战胜疾病的信心。

5. 培养严谨的科学作风，严格执行医药技术操作常规。

6. 勤俭节约，合理使用实验动物及各种实验材料，珍惜和爱护实验标本和教学、科研、医疗设备。

7. 廉洁克己，不借实习之便弄虚作假，谋取私利。

8. 严格遵守实习单位的各项规章制度，尊重指导教师，认真完成实习任务。

9. 积极参加医护劳动和社会预防医疗工作，提高实践能力，了解卫生医药国情，增强社会责任感。

10. 服从国家分配，为解决我国农村、基层缺医少药的现状到祖国最需要的地方去。

——国家教委高教司［1991］106 号

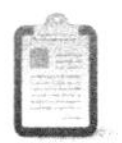

医学生誓言（试行）

健康所系，性命相托。当我步入神圣医学学府的时刻，谨庄严宣誓：我志愿献身医学，热爱祖国，忠于人民，恪守医德，尊师守纪，刻苦钻研，孜孜不倦，精益求精，全面发展。我决心竭尽全力除人类之病痛，助健康之完美，维护医术的圣洁和荣誉，救死扶伤，不辞艰辛，执着追求，为祖国医药卫生事业的发展和人类身心健康而奋斗终生。

——国家教委高教司［1991］106 号附件四

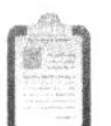

纽伦堡法典

1. 受试者的自愿同意绝对必要。

2. 实验应该收到对社会有利的富有成效的结果，用其他研究方法或手段是无法达到的，在性质上不是轻率和不必要的。

3. 实验应该立足于动物实验取得结果，对疾病的自然历史和别的问题有所了解的基础上，经过研究，参加实验的结果将证实原来的实验是正确的。

4. 实验进行必须力求避免在肉体上和精神上的痛苦和创伤。

5. 事先就有理由相信会发生死亡或残疾的实验一律不得进行，除了实验的医生，自己也成为受试者的实验不在此限。

6. 实验的危险性不能超过实验所解决问题的人道主义的重要性。

7. 必须做好充分准备和有足够能力保护受试者排除哪怕是微之又微的创伤、残疾和死亡的可能性。

8. 实验只能在科学上合格的人中进行。进行实验的人员在实验的每阶段都需要有极高的技术和管理。

9. 当受试者在实验过程中已经到达这样的肉体与精神状态，即继续进行已经不可能的时候，完全有停止实验的自由。

10. 在实验过程中，主持实验的科学工作者，如果他有几分理由相信即使操作是诚心诚意的，技术也是高超的，判断是审慎的，实验继续进行，受试者照样还要出现创伤、残疾和死亡的时候，必须随时中断实验。

附录2 新时代公民道德建设实施纲要

中华文明源远流长，孕育了中华民族的宝贵精神品格，培育了中国人民的崇高价值追求。中国共产党领导人民在革命、建设和改革历史进程中，坚持马克思主义对人类美好社会的理想，继承发扬中华传统美德，创造形成了引领中国社会发展进步的社会主义道德体系。坚持和发展中国特色社会主义，需要物质文明和精神文明全面发展、人民物质生活和精神生活水平全面提升。中国特色社会主义进入新时代，加强公民道德建设、提高全社会道德水平，是全面建成小康社会、全面建设社会主义现代化强国的战略任务，是适应社会主要矛盾变化、满足人民对美好生活向往的迫切需要，是促进社会全面进步、人的全面发展的必然要求。

2001年，党中央颁布《公民道德建设实施纲要》，对在社会主义市场经济条件下加强公民道德建设提供了重要指导，有力促进了社会主义精神文明建设。党的十八大以来，以习近平同志为核心的党中央高度重视公民道德建设，立根塑魂、正本清源，作出一系列重要部署，推动思想道德建设取得显著成效。中国特色社会主义和中国梦深入人心，践行社会主义核心价值观、传承中华优秀传统文化的自觉性不断提升，爱国主义、集体主义、社会主义思想广为弘扬，崇尚英雄、尊重模范、学习先进成为风尚，民族自信心、自豪感大大增强，人民思想觉悟、道德水准、文明素养不断提高，道德领域呈现积极健康向上的良好态势。

同时也要看到，在国际国内形势深刻变化、我国经济社会深刻变革的大背景下，由于市场经济规则、政策法规、社会治理还不够健全，受不良思想文化侵蚀和网络有害信息影响，道德领域依然存在不少问题。一些地方、一些领域不同程度存在道德失范现象，拜金主义、享乐主义、极端个人主义仍然比较突出；一些社会成员道德观念模糊甚至缺失，是非、善恶、美丑不分，见利忘义、唯利是图，损人利己、损公肥私；造假欺诈、不讲信用的现象久治不绝，突破公序良俗底线、妨害人民幸福生活、伤害国家尊严和民族感情的事件时有发生。这些问题必须引起全党全社会高度重视，采取有力措施切实加以解决。

加强公民道德建设是一项长期而紧迫、艰巨而复杂的任务，要适应新时代新要求，坚持目标导向和问题导向相统一，进一步加大工作力度，把握规律、积极创新，持之以恒、久久为功，推动全民道德素质和社会文明程度达到一个新高度。

一、总体要求

要以习近平新时代中国特色社会主义思想为指导，紧紧围绕进行伟大斗争、建设伟大工程、推进伟大事业、实现伟大梦想，着眼构筑中国精神、中国价值、中国力量，促进全体人民在理想信念、价值理念、道德观念上紧密团结在一起，在全民族牢固树立中国特色社会主义共同理想，在全社会大力弘扬社会主义核心价值观，积极倡导富强民主文明和谐、自由平等公正法治、爱国敬业诚信友善，全面推进社会公德、职业道德、家庭美德、个人品德建设，持续强化教育引导、实践养成、制度保障，不断提升公民道德素质，促进人的全面发展，培养和造就担当民族复兴大任的时代新人。

1. 坚持马克思主义道德观、社会主义道德观，倡导共产主义道德，以为人民服务为核心，以集体主义为原则，以爱祖国、爱人民、爱劳动、爱科学、爱社会主义为基本要求，始终保持公民道德建设的社会主义方向。

2. 坚持以社会主义核心价值观为引领，将国家、社会、个人层面的价值要求贯穿到道德建设各方面，以主流价值建构道德规范、强化道德认同、指引道德实践，引导人们明大德、守公德、严私德。

3. 坚持在继承传统中创新发展，自觉传承中华传统美德，继承我们党领导人民在长期实践中形成的优良传统和革命道德，适应新时代改革开放和社会主义市场经济发展要求，积极推动创造性转化、创新性发展，不断增强道德建设的时代性实效性。

4. 坚持提升道德认知与推动道德实践相结合，尊重人民群众的主体地位，激发人们形成善良的道德意愿、道德情感，培育正确的道德判断和道德责任，提高道德实践能力尤其是自觉实践能力，引导人们向往和追求讲道德、尊道德、守道德的生活。

5. 坚持发挥社会主义法治的促进和保障作用，以法治承载道德理念、鲜明道德导向、弘扬美德义行，把社会主义道德要求体现到立法、执法、司法、守法之中，以法治的力量引导人们向上向善。

6. 坚持积极倡导与有效治理并举，遵循道德建设规律，把先进性要求与广泛性要求结合起来，坚持重在建设、立破并举，发挥榜样示范引领作用，加大突出问题整治力度，树立新风正气、祛除歪风邪气。

要把社会公德、职业道德、家庭美德、个人品德建设作为着力点。推动践行以文明礼貌、助人为乐、爱护公物、保护环境、遵纪守法为主要内容的社会公德，鼓励人们在社会上做一个好公民；推动践行以爱岗敬业、诚实守信、办事公道、热情服务、奉献社会为主要内容的职业道德，鼓励人们在工作中做一个好建设者；推动践行以尊老爱幼、男女平等、夫妻和睦、勤俭持家、邻里互助为主要内容的家庭美德，鼓励人们在家庭里做一个好成员；推动践行以爱国奉献、明礼遵规、勤劳善良、宽厚正直、自强自律为主要内容的个人品德，鼓励人们在日常生活中养成好品行。

二、 重点任务

1. 筑牢理想信念之基。人民有信仰，国家有力量，民族有希望。信仰信念指引人生方向，引领道德追求。要坚持不懈用习近平新时代中国特色社会主义思想武装全党、教育人民，引导人们把握丰富内涵、精神实质、实践要求，打牢信仰信念的思想理论根基。在全社会广泛开展理想信念教育，深化社会主义和共产主义宣传教育，深化中国特色社会主义和中国梦宣传教育，引导人们不断增强道路自信、理论自信、制度自信、文化自信，把共产主义远大理想与中国特色社会主义共同理想统一起来，把实现个人理想融入实现国家富强、民族振兴、人民幸福的伟大梦想之中。

2. 培育和践行社会主义核心价值观。社会主义核心价值观是当代中国精神的集中体现，是凝聚中国力量的思想道德基础。要持续深化社会主义核心价值观宣传教育，增进认知认同、树立鲜明导向、强化示范带动，引导人们把社会主义核心价值观作为明德修身、立德树人的根本遵循。坚持贯穿结合融入、落细落小落实，把社会主义核心价值观要求融入日常生活，使之成为人们日用而不觉的道德规范和行为准则。坚持德法兼治，以道德滋养法治精神，以法治体现道德理念，全面贯彻实施宪法，推动社会主义核心价值观融入法治建设，将社会主义核心价值观要求全面体现到中国特色社会主义法律体系中，体现到法律法规立改废释、公共政策制定修订、社会治理改进完善中，为弘扬主流价值提供良好社会环境和制度保障。

3. 传承中华传统美德。中华传统美德是中华文化精髓，是道德建设的不竭源泉。要以礼敬自豪的态度对待中华优秀传统文化，充分发掘文化经典、历史遗存、文物古迹承载的丰厚道德资源，弘扬古圣先贤、民族英雄、志士仁人的嘉言懿行，让中华文化基因更好植根于人们的思想意识和道德观念。深入阐发中华优秀传统文化蕴含的讲仁爱、重民本、守诚信、崇正义、尚和合、求大同等思想理念，深入挖掘自强不息、敬业乐群、扶正扬善、扶危济困、见义勇为、孝老爱亲等传统美德，并结合新的时代条件和实践要求继承创新，充分彰显其时代价值和永恒魅力，使之与现代文化、现实生活相融相通，成为全体人民精神生活、道德实践的鲜明标识。

4. 弘扬民族精神和时代精神。以爱国主义为核心的民族精神和以改革创新为核心的时代精神，是中华民族生生不息、发展壮大的坚实精神支撑和强大道德力量。要深化改革开放史、新中国历史、中国共产党历史、中华民族近代史、中华文明史教育，弘扬中国人民伟大创造精神、伟大奋斗精神、伟大团结精神、伟大梦想精神，倡导一切有利于团结统一、爱好和平、勤劳勇敢、自强不息的思想和观念，构筑中华民族共有精神家园。要继承和发扬党领导人民创造的优良传统，传承红色基因，赓续精神谱系。要紧紧围绕全面深化改革开放、深入推进社会主义现代化建设，大力倡导解放思想、实事求是、与时俱进、求真务实的理念，倡导“幸福源自奋斗”、“成功在于奉献”、“平凡孕育伟大”的理念，弘扬改革开放精神、劳动精神、劳模精神、工匠精神、优秀企业家精神、科学家精神，使全体人民保持昂扬向上、奋发有为的精神状态。

三、 深化道德教育引导

1. 把立德树人贯穿学校教育全过程。学校是公民道德建设的重要阵地。要全面贯彻党的教育方针，坚持社会主义办学方向，坚持育人为本、德育为先，把思想品德作为学生核心素养、纳入学业质量标准，构建德智体美劳全面培养的教育体系。加强思想品德教育，遵循不同年龄阶段的道德认知规律，结合基础教育、职业教育、高等教育的不同特点，把社会主义核心价值观和道德规范有效传授给学生。注重融入贯穿，把公民道德建设的内容和要求体现到各学科教育中，体现到学科体系、教学体系、教材体系、管理体系建设中，使传授知识过程成为道德教化过程。开展社会实践活动，强化劳动精神、劳动观念教育，引导学生热爱劳动、尊重劳动，懂得劳动最光荣、劳动最崇高、劳动最伟大、劳动最美丽的道理，更好认识社会、了解国情，增强社会责任感。加强师德师风建设，引导教师以德立身、以德立学、以德施教、以德育德，做有理想信念、有道德情操、有扎实学识、有仁爱之心的好老师。建设优良校风，用校训励志，丰富校园文化生活，营造有利于学生修德立身的良好氛围。

2. 用良好家教家风涵育道德品行。家庭是社会的基本细胞，是道德养成的起点。要弘扬中华民族传统家庭美德，倡导现代家庭文明观念，推动形成爱国爱家、相亲相爱、向上向善、共建共享的社会主义家庭文明新风尚，让美德在家庭中生根、在亲情中升华。通过多种方式，引导广大家庭重言传、重身教，教知识、育品德，以身作则、耳濡目染，用正确道德观念塑造孩子美好心灵；自觉传承中华孝道，感念父母养育之恩、感念长辈关爱之情，养成孝敬父母、尊敬长辈的良好品质；倡导忠诚、责任、亲情、学习、公益的理念，让家庭成员相互影响、共同提高，在为家庭谋幸福、为他人送温暖、为社会作贡献过程中提高精神境界、培育文明风尚。

3. 以先进模范引领道德风尚。伟大时代呼唤伟大精神，崇高事业需要榜样引领。要精心选树时代楷模、道德模范等先进典型，综合运用宣讲报告、事迹报道、专题节目、文艺作品、公益广告等形式，广泛宣传他们的先进事迹和突出贡献，树立鲜明时代价值取向，彰显社会道德高度。持续推出各行各业先进人物，广泛推荐宣传最美人物、身边好人，让不同行业、不同群体都能学有榜样、行有示范，形成见贤思齐、争当先进的生动局面。尊崇褒扬、关心关爱先进人物和英雄模范，建立健全关爱关怀机制，维护先进人物和英雄模范的荣誉和形象，形成德者有得、好人好报的价值导向。

4. 以正确舆论营造良好道德环境。舆论具有成风化人、敦风化俗的重要作用。要坚持以正确的舆论引导人，把正确价值导向和道德要求体现到经济、社会、文化等各领域的新闻报道中，体现到娱乐、体育、广告等各类节目栏目中。加强对道德领域热点问题的引导，以事说理、以案明德，着力增强人们的法治意识、公共意识、规则意识、责任意识。发挥舆论监督作用，对违反社会道德、背离公序良俗的言行和现象，及时进行批评、驳斥，激浊扬清、弘扬正气。传媒和相关业务从业人员要加强道德修养、强化道德自律，自觉履行社会责任。

5. 以优秀文艺作品陶冶道德情操。文以载道，文以传情，文以植德。要把培育和弘扬社会主义核心价值观作为根本任务，坚持以人民为中心的创作导向，推出更多讴歌党、讴歌祖国，讴歌人民、讴歌英雄，讴歌劳动、讴歌奉献的精品力作，润物无声传播真善美，弘扬崇高的道德理想和道德追求。坚持把社会效益放在首位，倡导讲品位、讲格调、讲责任，抵制低俗、庸俗、媚俗，用健康向上的文艺作品温润心灵、启迪心智、引领风尚。要把社会主义道德作为文艺评论、评介、评奖的重要标准，更好地引导文艺创作生产传播坚守正道、弘扬正气。文艺工作者要把崇德尚艺作为一生的功课，把为人、做事、从艺统一起来，加强思想积累、知识储备、艺术训练，提高学养、涵养、修养，努力追求真才学、好德行、高品位，做到德艺双馨。

6. 发挥各类阵地道德教育作用。各类阵地是面向广大群众开展道德教育的基本依托。要加强新时代文明实践中心建设，大力推进媒体融合发展，抓好县级融媒体中心建设，推动基层广泛开展中国特色社会主义文化、社会主义思想道德学习教育实践，引导人们提高思想觉悟、道德水准、文明素养。加强爱国主义教育基地和革命纪念设施建设保护利用，充实展陈内容，丰富思想内涵，提升教育功能。民族团结、科普、国防等教育基地，图书馆、文化馆、博物馆、纪念馆、科技馆、青少年活动中心等公共文化设施，都要结合各自功能特点有针对性地开展道德教育。用好宣传栏、显示屏、广告牌等户外媒介，营造明德守礼的浓厚氛围。

7. 抓好重点群体的教育引导。公民道德建设既要面向全体社会成员开展，也要聚焦重点、抓住关键。党员干部的道德操守直接影响着全社会道德风尚，要落实全面从严治党要求，加强理想信念教育，补足精神之钙；要加强政德修养，坚持法律红线不可逾越、道德底线不可触碰，在严肃规范的党内政治生活中锤炼党性、改进作风、砥砺品质，践行忠诚老实、公道正派、艰苦奋斗、清正廉洁等品格，正心修身、慎独慎微，严以律己、廉洁齐家，在道德建设中为全社会作出表率。青少年是国家的希望、民族的未来，要坚持从娃娃抓起，引导青少年把正确的道德认知、自觉的道德养成、积极的道德实践紧密结合起来，善于从中华民族传统美德中汲取道德滋养，从英雄人物和时代楷模身上感受道德风范，从自身内省中提升道德修为，不断修身立德，打牢道德根基。全社会都要关心帮助支持青少年成长发展，完善家庭、学校、政府、社会相结合的思想道德教育体系，引导青少年树立远大志向，热爱党、热爱祖国、热爱人民，形成好思想、好品行、好习惯，扣好人生第一粒扣子。社会公众人物知名度高、影响力大，要加强思想政治引领，引导他们承担社会责任，加强道德修养，注重道德自律，自觉接受社会和舆论监督，树立良好社会形象。

四、推动道德实践养成

1. 广泛开展弘扬时代新风行动。良好社会风尚是社会文明程度的重要标志，涵育着公民美德善行，推动着社会和谐有序运转。要紧密结合社会发展实际，广泛开展文明出行、文明交通、文明旅游、文明就餐、文明观赛等活动，引导人们自觉遵守社会交往、公共场所中的文明规范。着眼完善社会治理、规范社会秩序，推动街道社区、交通设施、医疗场所、景区景点、文体场馆等的精细管理、规范运营，优化公共空间、提升服务水平，为人们增强公共意识、规则意识创造良好环境。

2. 深化群众性创建活动。各类群众性创建活动是人民群众自我教育、自我提高的生动实践。群众性精神文明创建活动要突出道德要求，充实道德内容，将社会公德、职业道德、家庭美德、个人品德建设贯穿创建全过程。文明城市、文明村镇创建要坚持为民利民惠民，突出文明和谐、宜居宜业，不断提升基层社会治理水平和群众文明素质。文明单位创建要立足行业特色、职业特点，突出涵养职业操守、培育职业精神、树立行业新风，引导从业者精益求精、追求卓越，为社会提供优质产品和服务。文明家庭创建要聚焦涵育家庭美德，弘扬优良家风。文明校园创建要聚焦立德树人，培养德智体美劳全面发展的社会主义建设者和接班人。各级党政机关、各行业各系统开展的创建活动，要把公民道德建设摆在更加重要的位置，以扎实有效的创建工作推动全民道德素质提升。

3. 持续推进诚信建设。诚信是社会和谐的基石和重要特征。要继承发扬中华民族重信守诺的传统美德，弘扬与社会主义市场经济相适应的诚信理念、诚信文化、契约精神，推动各行业各领域制定诚信公约，加快个人诚信、政务诚信、商务诚信、社会诚信和司法公信建设，构建覆盖全社会的征信体系，健全守信联合激励和失信联合惩戒机制，开展诚信缺失突出问题专项治理，提高全社会诚信水平。重视学术、科研诚信建设，严肃查处违背学术科研诚信要求的行为。深入开展“诚信建设万里行”、“诚信兴商宣传月”等活动，评选发布“诚信之星”，宣传推介诚信先进集体，激励人们更好地讲诚实、守信用。

4. 深入推进学雷锋志愿服务。学雷锋和志愿服务是践行社会主义道德的重要途径。要弘扬雷锋精神和奉献、友爱、互助、进步的志愿精神，围绕重大活动、扶贫救灾、敬老救孤、恤病助残、法律援助、文化支教、环境保护、健康指导等，广泛开展学雷锋和志愿服务活动，引导人们把学雷锋和志愿服务作为生活方式、生活习惯。推动志愿服务组织发展，完善激励褒奖制度，推进学雷锋志愿服务制度化常态化，使“我为人人、人人为我”蔚然成风。

5. 广泛开展移风易俗行动。摒弃陈规陋习、倡导文明新风是道德建设的重要任务。要围绕实施乡村振兴战略，培育文明乡风、淳朴民风，倡导科学文明生活方式，挖掘创新乡土文化，不断焕发乡村文明新气象。充分发挥村规民约、道德评议会、红白理事会等作用，破除铺张浪费、薄养厚葬、人情攀比等不良习俗。要提倡科学精神，普及科学知识，抵制迷信和腐朽落后文化，防范极端宗教思想和非法宗教势力渗透。

6. 充分发挥礼仪礼节的教化作用。礼仪礼节是道德素养的体现，也是道德实践的载体。要制定国家礼仪规程，完善党和国家功勋荣誉表彰制度，规范开展升国旗、奏唱国歌、入党入团入队等仪式，强化仪式感、参与感、现代感，增强人们对党和国家、对组织集体的认同感和归属感。充分利用重要传统节日、重大节庆和纪念日，组织开展群众性主题实践活动，丰富道德体验、增进道德情感。研究制定继承中华优秀传统、适应现代文明要求的社会礼仪、服装服饰、文明用语规范，引导人们重礼节、讲礼貌。

7. 积极践行绿色生产生活方式。绿色发展、生态道德是现代文明的重要标志，是美好生活的基础、人民群众的期盼。要推动全社会共建美丽中国，围绕世界地球日、世界环境日、世界森林日、世界水日、世界海洋日和全国节能宣传周等，广泛开展多种形式的主题宣传实践活动，坚持人与自然和谐共生，引导人们树立尊重自然、顺应自然、保护自然的理念，树立绿水青山就是金山银山的理念，增强节约意识、环保意识和生态意识。开展创建节约型机关、绿色家庭、绿色学校、绿色社区、绿色出行和垃圾分类等行动，倡导简约适度、绿色低碳的生活方式，拒绝奢华和浪费，引导人们做生态环境的保护者、建设者。

8. 在对外交流交往中展示文明素养。公民道德风貌关系国家形象。实施中国公民旅游文明素质行动计划，推动出入境管理机构、海关、驻外机构、旅行社、网络旅游平台等，加强文明宣传教育，引导中国公民在境外旅游、求学、经商、探亲中，尊重当地法律法规和文化习俗，展现中华美德，维护国家荣誉和利益。培育健康理性的国民心态，引导人们在各种国际场合、涉外活动和交流交往中，树立自尊自信、开放包容、积极向上的良好形象。

五、 抓好网络空间道德建设

1. 加强网络内容建设。网络信息内容广泛影响着人们的思想观念和道德行为。要深入实施网络内容建设工程，弘扬主旋律，激发正能量，让科学理论、正确舆论、优秀文化充盈网络空间。发展积极向上的网络文化，引导互联网企业和网民创作生产传播格调健康的网络文学、网络音乐、网络表演、网络电影、网络剧、网络音视频、网络动漫、网络游戏等。加强网上热点话题和突发事件的正确引导、有效引导，明辨是非、分清善恶，让正确道德取向成为网络空间的主流。

2. 培养文明自律网络行为。网上行为主体的文明自律是网络空间道德建设的基础。要建立和完善网络行为规范，明确网络是非观念，培育符合互联网发展规律、体现社会主义精神文明建设要求的网络伦理、网络道德。倡导文明办网，推动互联网企业自觉履行主体责任、主动承担社会责任，依法依规经营，加强网络从业人员教育培训，坚决打击网上有害信息传播行为，依法规范管理传播渠道。倡导文明上网，广泛开展争做中国好网民活动，推进网民网络素养教育，引导广大网民尊德守法、文明互动、理性表达，远离不良网站，防止网络沉迷，自觉维护良好网络秩序。

3. 丰富网上道德实践。互联网为道德实践提供了新的空间、新的载体。要积极培育和引导互联网公益力量，壮大网络公益队伍，形成线上线下踊跃参与公益事业的生动局面。加强网络公益宣传，引导人们随时、随地、随手做公益，推动形成关爱他人、奉献社会的良好风尚。拓展“互联网+公益”、“互联网+慈善”模式，广泛开展形式多样的网络公益、网络慈善活动，激发全社会热心公益、参与慈善的热情。加强网络公益规范化运行和管理，完善相关法规制度，促进网络公益健康有序发展。

4. 营造良好网络道德环境。加强互联网管理，正能量是总要求，管得住是硬道理，用得好是真本事。要严格依法管网治网，加强互联网领域立法执法，强化网络综合治理，加强网络社交平台、各类公众账号等管理，重视个人信息安全，建立完善新技术新应用道德评估制度，维护网络道德秩序。开展网络治理专项行动，加大对网上突出问题的整治力度，清理网络欺诈、造谣、诽谤、谩骂、歧视、色情、低俗等内容，反对网络暴力行为，依法惩治网络违法犯罪，促进网络空间日益清朗。

六、发挥制度保障作用

1. 强化法律法规保障。法律是成文的道德，道德是内心的法律。要发挥法治对道德建设的保障和促进作用，把道德导向贯穿法治建设全过程，立法、执法、司法、守法各环节都要体现社会主义道德要求。及时把实践中广泛认同、较为成熟、操作性强的道德要求转化为法律规范，推动社会诚信、见义勇为、志愿服务、勤劳节俭、孝老爱亲、保护生态等方面的立法工作。坚持严格执法，加大关系群众切身利益重点领域的执法力度，以法治的力量维护道德、凝聚人心。坚持公正司法，发挥司法裁判定分止争、惩恶扬善功能，定期发布道德领域典型指导性司法案例，让人们从中感受到公平正义。推进全民守法普法，加强社会主义法治文化建设，营造全社会讲法治、重道德的良好环境，引导人们增强法治意识、坚守道德底线。

2. 彰显公共政策价值导向。公共政策与人们生产生活和现实利益密切相关，直接影响着人们的价值取向和道德判断。各项公共政策制度从设计制定到实施执行，都要充分体现道德要求，符合人们道德期待，实现政策目标和道德导向有机统一。科学制定经济社会政策和改革举措，在涉及就业、就学、住房、医疗、收入分配、社会保障等重大民生问题上，妥善处理各方面利益关系，充分体现维护社会公平正义的要求。加强对公共政策的道德风险和道德效果评估，及时纠正与社会主义道德相背离的突出问题，促进公共政策与道德建设良性互动。

3. 发挥社会规范的引导约束作用。各类社会规范有效调节着人们在共同生产生活中的关系和行为。要按照社会主义核心价值观的基本要求，健全各行各业规章制度，修订完善市民公约、乡规民约、学生守则等行为准则，突出体现自身特点的道德规范，更好发挥规范、调节、评价人们言行举止的作用。要发挥各类群众性组织的自我教育、自我管理、自我服务功能，推动落实各项社会规范，共建共享与新时代相匹配的社会文明。

4. 深化道德领域突出问题治理。道德建设既要靠教育倡导，也要靠有效治理。要综合施策、标本兼治，运用经济、法律、技术、行政和社会管理、舆论监督等各种手段，有力惩治失德败德、突破道德底线的行为。要组织开展道德领域突出问题专项治理，不断净化社会文化环境。针对污蔑诋毁英雄、伤害民族感情的恶劣言行，特别是对于损害国家尊严、出卖国家利益的媚外分子，要依法依规严肃惩戒，发挥警示教育作用。针对食品药品安全、产品质量安全、生态环境、社会服务、公共秩序等领域群众反映强烈的突出问题，要逐一进行整治，让败德违法者受到惩治、付出代价。建立惩戒失德行为常态化机制，形成扶正祛邪、惩恶扬善的社会风气。

七、加强组织领导

加强新时代公民道德建设，是推进中国特色社会主义事业的一项基础性、战略性工程。要坚持和加强党的领导，增强“四个意识”，坚定“四个自信”，做到“两个维护”，确保公民道德建设的正确方向。各级党委和政府要担负起公民道德建设的领导责任，将其摆上重要议事日程，纳入全局工作谋划推进，有机融入经济社会发展各方面。纪检监察机关和组织、统战、政法、网信、经济、外交、教育、科技、卫生健康、交通运输、民政、文化和旅游、民族宗教、农业农村、自然资源、生态环境等党政部门，要紧密结合工作职能，积极履行公民道德建设责任。发挥基层党组织和党员在新时代公民道德建设中的战斗堡垒作用和先锋模范作用。工会、共青团、妇联等群团组织，各民主党派和工商联，要积极发挥自身优势，共同推动公民道德建设。

各级文明委和党委宣传部要切实履行指导、协调、组织职能，统筹力量、精心实施、加强督查，抓好工作任务落实。注重分析评估公民道德建设的进展和成效，及时总结推广成功经验和创新做法，加强道德领域重大理论和实践问题研究，推动形成公民道德建设蓬勃开展、深入发展的良好局面。

附录3　职业道德与药学伦理学作业

作业1

姓　名	
学　号	
成　绩	

一、名词解释（任选其中两个，每题5分）

1. 职业道德

2. 药学伦理

3. 伦理学

4. 药学伦理学

二、填空（每空1分）

1. 职业道德是________在职业活动中应该遵循的符合自身职业特点的职业________，是人们通过学习与实践养成的优良________，它涉及从业人员与服务对象、职业与职工、职业与职业之间的关系。

2. 职业道德是________对一定职业的人的伦理要求，是________在职业生活中的具体表现。职业道德有其________，受该时代的经济、政治关系制约，并由占统治地位的________规定和影响其性质及发展方向。

3. 药学伦理学是一门________的学科，是以________作为自己的研究对象的，是一般社会道德在医药领域中的特殊表现，即医药工作者应当遵守的道德准则。药学伦理学是以________为指导，研究药学领域这一特殊职业道德产生、形成、发展与变化的规律，进而形成自身的道德________，是药学道德的________。

4. 药学伦理思想产生于________，并随着________的发展而日渐成熟与完善。

5. 道德是由一定的________决定的________，属于上层建筑的范畴。它通过社会舆论、传统习俗和人们的内心信念来维系，是对人们的________进行善恶评价的原则和规范的总和。它起着调节________之间相互关系的重要作用。

6. 职业道德具体而言，就是整个社会对从业人员的职业观念、职业态度、职业技能、职业纪律和职业作风等方面的________，是一定社会________的道德在职业活动中的具体体现。

三、简答题（任选其中 4 题，每题 10 分）

1. 简述职业道德的基本特征。
2. 简述社会主义职业道德的特征。
3. 如何理解职业道德与药学伦理与相关学科的关系？
4. 简述中国传统药学伦理思想的主要内容。
5. 简述社会主义药学伦理思想的形成和发展。
6. 简述道德、职业道德、医药职业道德的基本概念和特征。
7. 马克思主义如何认识道德的本质？

四、论述题（任选其中两题，每题 15 分）

1. 论述药学伦理的含义及其特征。
2. 论述职业道德与药学伦理的研究对象及任务。
3. 论述社会主义药学伦理思想的性质、特点和理论体系。
4. 学习职业道德与药学伦理的意义是什么？

作业2

姓　名	
学　号	
成　绩	

一、名词解释（任选其中两个，每题5分）

1. 道德的基本原则

2. 药学职业道德规范

3. 绿色制药技术

二、填空（任选其中20个，每空1分）

1. 所谓道德的基本原则，是指道德在调整人与人、人与自然、人与社会的关系时所应遵循的________。在道德规范体系中，________居于主导地位，对道德规范和道德范畴起统率作用，具有广泛的指导性和约束力。一定社会的________是区别于其他道德类型的最根本、最显著的标志。

2. 医药工作者要做到全心全意为人民服务，贯彻奉献服务的道德原则，需要处理三方面的关系：一是应处理好________的关系；二是要处理好________之间的关系；三是要处理好________的关系。

3. 社会主义药学职业道德的人道主义以________为基础，同社会主义的政治制度相适应，以马克思主义________为基础，从伦理方面体现出社会主义国家对绝大多数人的权益、人格的尊重和关心，体现出绝大多数人对共同利益的共同关心和人们之间的相互尊重与关心。

4. 药学职业道德的基本规范的具体内容，即________；________；________；________；________；________；________。

5. 药学职业道德规范是在具体的医药________逐步产生、形成和发展的。它不是简单的药学工作者个人主观意愿的表达，而是由一定的________所决定的，是社会________和个人________的统一。

6. 药学职业道德范畴是药学职业道德________和________在一定的社会条件下的具体反映，药学职业道德范畴可以把客观的、外在的药学职业道德要求转化为医药人员________的药学职业道德意识，自觉实践药学职业道德基本原则和规范。

三、简答题（任选其中4题，每题10分）

1. 药学职业道德基本原则的含义和主要内容是什么？
2. 药学职业道德基本原则的作用是什么？
3. 药学职业道德规范的特点和作用有哪些？
4. 如何理解“严肃认真，一丝不苟”的道德要求？
5. 如何理解“谦虚谨慎，团结协作”的道德要求？
6. 如何理解“平等待人，文明服务”的道德要求？
7. 简述药学职业道德基本范畴的作用。
8. 如何理解药学职业道德基本范畴中的“责任与义务”？
9. 简述《药品生产质量管理规范（2010年修订）》中生产操作要求的主要内容。
10. 简述药品包装的注意事项。

四、论述题（任选其中两题，每题15分）

1. 论述药学职业道德基本规范的含义、内容。
2. 药学职业道德基本范畴的含义和主要内容是什么？
3. 论述药品生产过程中的道德要求。
4. 论述实施中药材GAP的重要意义。

作业 3

姓　名	
学　号	
成　绩	

一、名词解释（每题 5 分）

1. 药品科研道德

2. 药品营销道德

二、填空（任选其中 20 个，每空 1 分）

1. 在诸多的药品营销的伦理道德中，最重要、最根本的是________与________之间的关系，调整好这种关系，是做好药品营销工作的根本所在。

2. 药品营销是________与________之间的纽带。药品营销企业的基本职能是组织药品的________、________、________、________活动，使药品尽快从________向________转移，加快药品使用价值的实现。

3. 药品营销道德是指在经营过程中调节药品的________、________、________、________、________、________诸方面的关系，调节________与________之间的行为准则。

4. 药品科研道德是调整药品科研中________、________之间的伦理关系所应遵循的行为规范。

5. 药品科研道德具有________功能、________功能和________功能。

三、简答题（任选其中 4 题，每题 10 分）

1. 简述市场经济下的一般营销道德。
2. 简述药品营销的特殊性。
3. 简述药品营销领域的商业道德。
4. 简述药品营销领域道德要求的作用。
5. 简述药品科研道德研究的意义。

四、论述题（任选其中两题，每题 15 分）

1. 论述药品营销者的道德要求。
2. 论述药品科研人员的道德要求。
3. 论述药学科研领域的一般道德要求。
4. 如何理解药品科研领域面临的伦理道德挑战？

作业 4

姓　名	
学　号	
成　绩	

一、名词解释（任选其中两个，每题 5 分）

1. 新药

2. 上市药品

3. 药品有效性

4. 药品稳定性

5. 药品监督管理

6. 道德评价

7. 社会舆论

8. 传统习俗

9. 内心信念

10. 道德修养

11. “内省”与“慎独”

二、填空（任选其中20个，每空1分）

1. 现代医院药学的任务，主要是根据________有关法规和规定，充分运用________的技术和________管理方法，深入研究在医院特定环境下怎样能够更好地展开药学工作，使之能非常有效地为临床医疗工作和病员服务。

2. 医院药剂人员职业道德是药剂人员在工作过程中应严格遵守________。对其研究，大致包括以下几点：职业道德的要求、特点、规范及发挥作用的形式等。它的基本特点是具有________、________、________、________。

3. 在《药品管理法》中，药品是指用于________的疾病，有目的地调节人的生理机能并规定有________或者功能主治、用法和用量的物质，包括中药材、________、________及其制剂、________、生化药品、放射性药品、血清、________、血液制品和诊断药品等。

4. 药品质量监督管理领域的道德是调整________中人们之间相互关系的________，是所有药品管理人员在实际工作中必须遵守的行为准则。

5. 我国药品质量监督管理的主要内容是通过制定科学的________，设置严格的行政审批条件，建立________、________、________、________的原则，对药品包括医疗器械进行监督和管理。

6. 药品监督管理的对象是________，管理的核心是________，管理的目的是确保人民用药________、________。

7. 药品检验所是________体系的重要组成部分，是执行国家对药品监督检验的法定性专业技术机构，是技术监督机构，具有________性、________性和________性。

8. 评价活动就其本质而言，是一种________和________，是确定________与________之间关系的一种认识和实践活动方式，这不仅是人类社会实践活动的客观要求，也是人的一种主观需要。

9. 道德行为是在一定的________和________指导下进行的行为，道德品质是一定的________和________在个人思想和行动中的体现，是一个人在一系列的道德行为中所表现出来的比较稳定的特征和倾向。

10. 药学职业道德评价是________的一种特殊形式，是依据一定的________对医药领域的各种专业行为及现象进行的________和善恶褒贬。

11. 所谓药学职业道德评价标准，是指药学职业道德评价中用来衡量________时，评价主体所运用的________。

12. 药学职业道德评价标准的特点：________、________、________。

13. 药学职业道德的评价方式与一般道德的评价方式相同，主要有3种：即________，________和________。前两者是来自社会的________评价，后者是来自自我的________评价。

三、简答题（任选其中4题，每题10分）

1. 简述医院药学的任务和作用。

2. 简述药剂工作职业道德的作用。

3. 简述药品质量监督管理的含义、特点。
4. 简述药品检验机构的特点和作用。
5. 药品质量的含义和特点是什么?
6. 药品质量监督管理的道德意义是什么?
7. 简述药学职业道德评价的意义和作用。
8. 简述药学职业道德评价的原则和方式。
9. 简述药学职业道德修养的含义与意义。

四、论述题(任选其中两题,每题 15 分)

1. 论述药剂人员的道德要求。
2. 论述药品质量监督管理的道德意义和要求。
3. 论述药品质量监督管理的原则和主要内容。
4. 论述药品检验人员的道德要求。
5. 论述药学职业道德评价的标准和依据。
6. 结合实际,谈谈加强药学职业道德修养的途径与方法。
7. “慎独”有什么意义?如何做到“慎独”?

参考文献

[1] 周辅成．西方伦理学名著选辑［M］．北京：商务印书馆，1964.

[2] 罗国杰．伦理学［M］．北京：人民出版社，1989.

[3] 何兆雄．中国药学伦理史［M］．上海：上海医科大学出版社，1988.

[4] 朱琼瑶．医药职业道德概论［M］．北京：中国医药科技出版社，1989.

[5] 渠时光．中国药学史［M］．沈阳：辽宁大学出版社，1989.

[6] ［意］丹瑞欧·康波塔斯．道德哲学与社会伦理［M］．李磊，刘玮译．哈尔滨：黑龙江人民出版社，2005.

[7] 伍天章．现代医学伦理学［M］．广州：广东高等教育出版社，1994.

[8] 郑宗秀，刘俊荣．医学伦理学［M］．北京：人民军医出版社，1999.

[9] 丘祥兴．医学伦理学［M］．北京：人民卫生出版社，1999.

[10] 杜治政．医学伦理学探新［M］．郑州：河南医科大学出版社，2000.

[11] 焦泉，王进．药学伦理学［M］．北京：人民卫生出版社，2010.

[12] 卢启华，邹从清，阮丽萍．医学伦理学［M］．武汉：华中科技大学出版社，2006.

[13] 曹开宾，邱世昌，樊民胜．医学伦理学教程［M］．上海：上海医科大学出版社，1998.

[14] 丘祥兴，孙福川．医学伦理学［M］．3 版．北京：人民卫生出版社，2008.

[15] 程卯生．医药伦理学［M］．2 版．北京：中国医药科技出版社，2008.

[16] 张慧，周湘涛，王志杰．医学伦理学教程［M］．北京：中国科学技术出版社，2003.

[17] 李润华，刘耀光．医学伦理学［M］．长沙：中南大学出版社，2003.

[18] 陈亚新，等．现代医学伦理学［M］．北京：科学出版社，2002.

[19] 李勇，陈亚新，王大建．医学伦理学［M］．2 版．北京：科学出版社，2010.

[20] 哈刚，何欣．医药伦理学［M］．沈阳：辽宁大学出版社，2003.

[21] 刘邦武．医学伦理学［M］．北京：人民卫生出版社，2002.

[22] 魏英敏．当代中国伦理与道德［M］．北京：昆仑出版社，2001.

[23] 姚新中．道德研究与伦理比较［M］．北京：教育科学出版社，2000.

[24] 冯泽永．医学伦理学［M］．北京：科学出版社，2002.

[25] 焦国成．传统伦理及其现代价值［M］．北京：教育科学出版社，2000.

[26] 付维康．中药学史［M］．成都：巴蜀书社，1993.

[27] 张鸿涛，迟连庄．中外医德规范通览［M］．天津：天津古籍出版社，2000.

[28] 国家药品监督管理局．药事法规汇编［M］．北京：中国医药科技出版社，2000.

[29] 朱金香．职业伦理学［M］．北京：中央编译出版社，1997.

[30] 周俊，等．外国医德史［M］．上海：上海医科大学出版社，1994.

[31] 人力资源和社会保障部办公室．职业道德 [M]．2版．北京：中国劳动社会保障出版社，2009.

[32] 曹开宾．医学伦理学教程 [M]．上海：上海医科大学出版社，1992.

[33] 杜金香，王晓燕．医学伦理学教程 [M]．北京：科学出版社，1998.

[34] 邱仁宗，翟晓梅．生命伦理学概论 [M]．北京：中国协和医科大学出版社，2003.

[35] 王一方．敬畏生命 [M]．南京：江苏人民出版社，2000.